urania

Dr. med. Klaus-Peter Stock
Klaus Oberbeil

Nordic Slim

Nordic Walking + Schlankheitskur

Inhalt

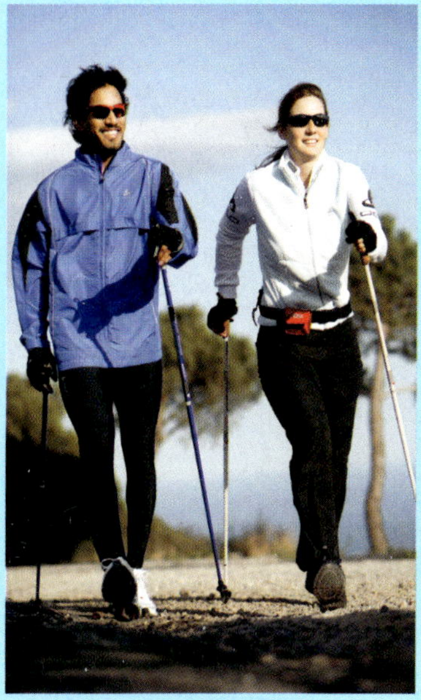

Nordic Slim

Inhalt

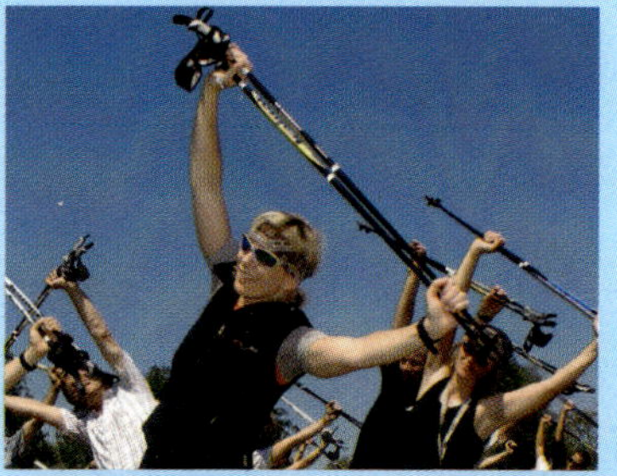

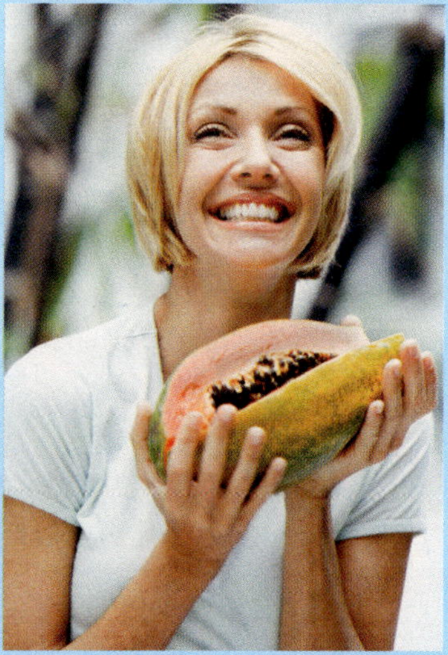

Inhalt

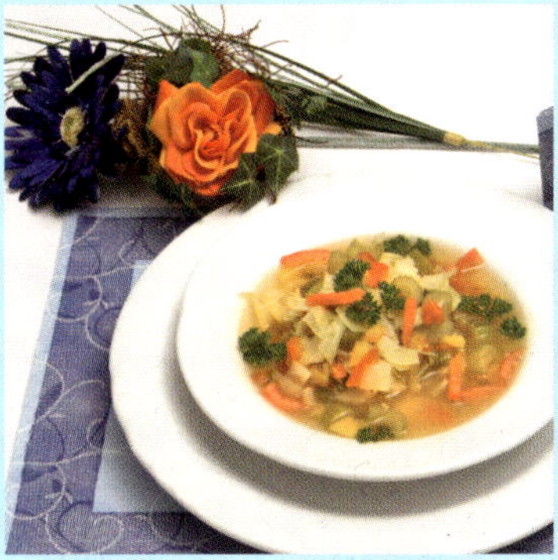

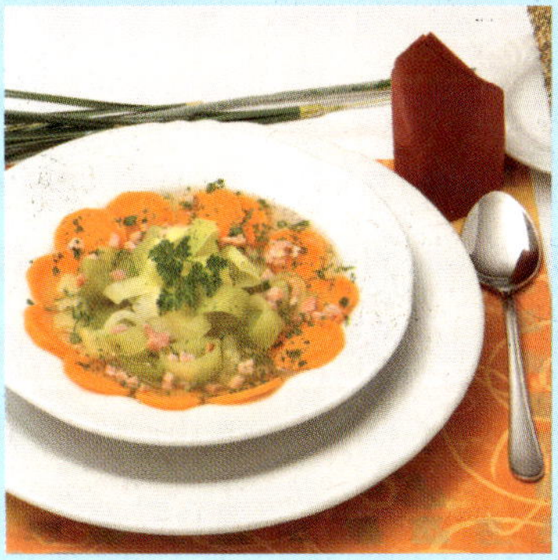

Inhalt

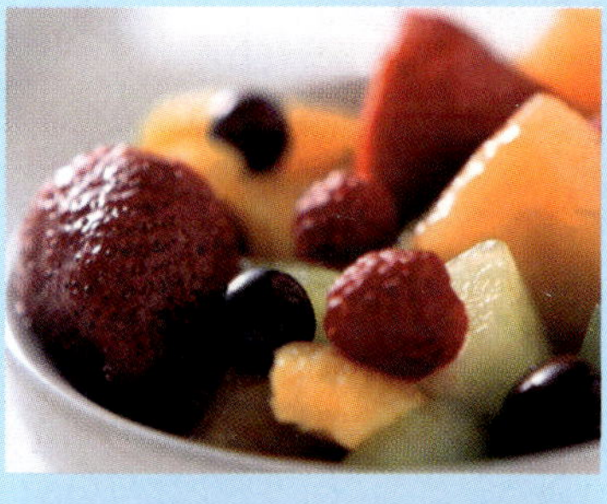

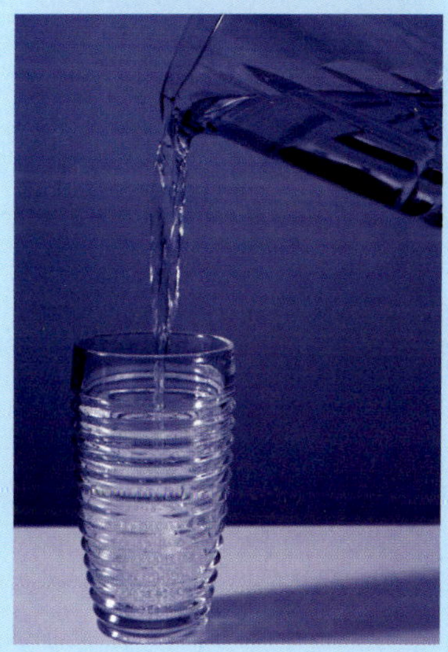

Nordic Slim – macht Spaß und gesund

Chronisch müde, übergewichtig, träge, lustlos? Vielen Menschen fehlt nur deshalb ein Stück Lebensqualität, weil sie ein paar Kilogramm zu viel wiegen und weil ihr Muskelapparat zu schwach ist. Ganz egal, ob bei der Partnersuche oder dem Vorstellungsgespräch beim Personalchef, beim Freizeitsport oder auch beim Leistungsvermögen am Arbeitsplatz: Sie sind gegenüber ihren schlankeren und fitteren Mitmenschen nicht selten im Nachteil. Dabei genügt oft schon eine geringfügige Umstellung zu gesünderer Ernährung und nur wenige Minuten Körpertraining pro Tag, um aus sich selbst einen jüngeren, optimistischeren Menschen zu machen. Die neue Formel »Nordic Slim« bietet dafür das kompakte Programm. Es basiert auf aktuellen Erkenntnissen der modernen Gesundheitsforschung und ermöglicht allen Menschen, ob jung oder alt, den raschen Einstieg in ein neues und erfüllteres Leben.

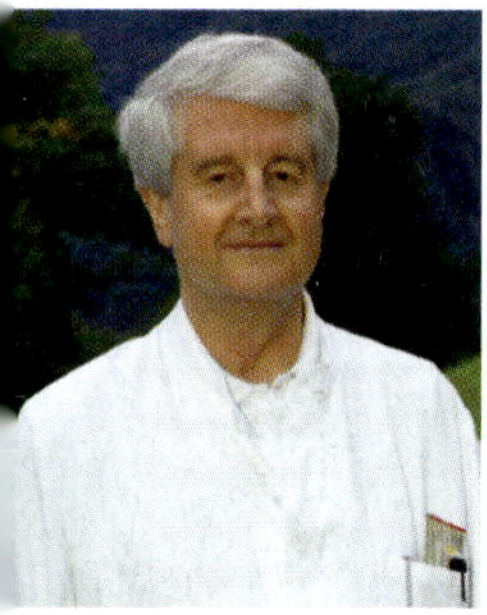

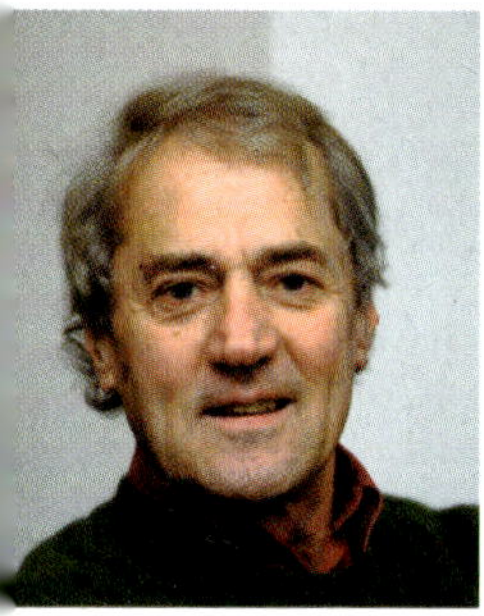

Oben: Dr. med. Klaus-Peter Stock
Unten: Klaus Oberbeil
Rechts: Die Chiemgau-Klinik Marquartstein

Und los geht's!

Das Konzept ist ganz einfach: Laufschuhe an, Nordic-Walking-Stöcke zur Hand – und raus an die frische Luft zum Energietanken. Außerdem alle lipogenen (Fett einbauende) Lebensmittel ersetzen durch naturbelassene lipolytische (Fett schmelzende) Nahrungsmittel. Dann geht alles von ganz allein. Nordic Slim aktiviert unser genetisches Potenzial für einen jüngeren Körper und mehr Lebensfreude.

Dr. med. Klaus-Peter Stock
Klaus Oberbeil

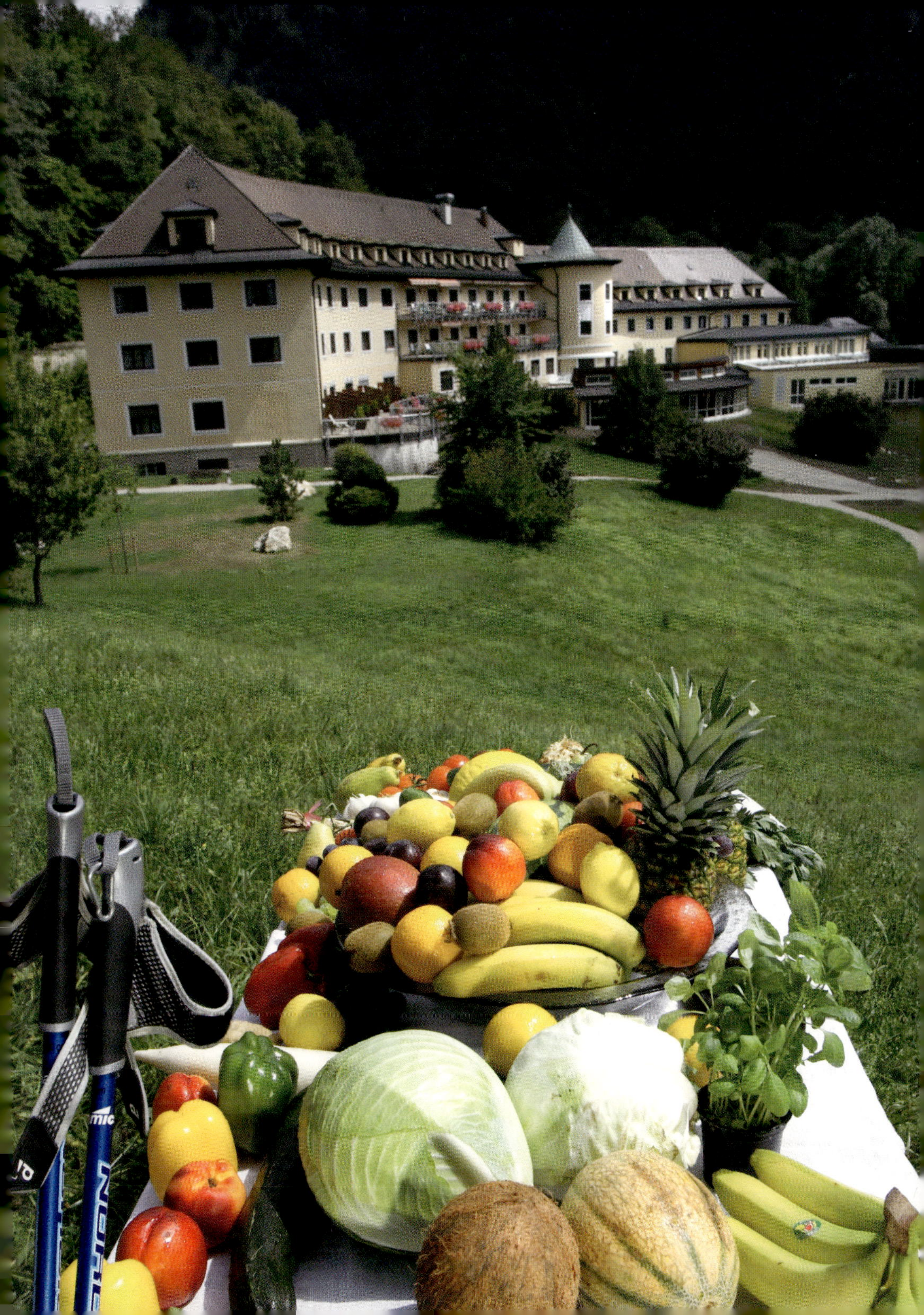

Optimale **Fitness** und ideale **Figur**

▶ *Die Nordic-Slim-Formel*

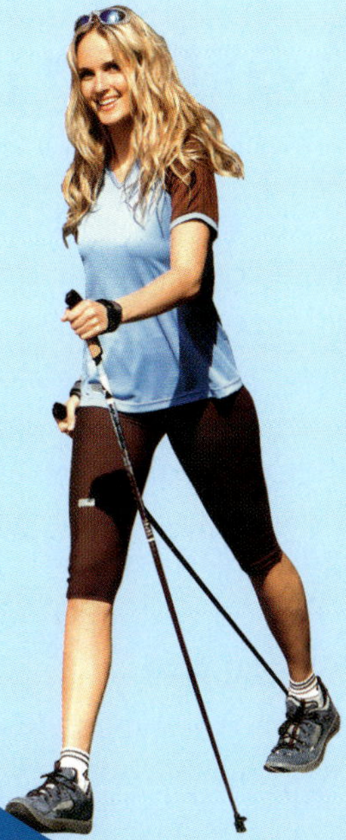

Nordic Walking trainiert alle Muskeln und verjüngt den Stoffwechsel. Und die Kombination mit einem Schlankheitsprogramm wirkt Wunder. Nordic Walking stimuliert die Fettfreisetzung aus den Fettzellen. Andererseits hilft ein gezielter Einsatz von lipolytischen Nährstoffen mit, Muskel- und Bindegewebezellen rascher aufzubauen.

Die **Nordic-Slim-Formel**

Die Nordic-Slim-Formel lautet nicht »eins plus eins ist zwei«, sondern »eins plus eins ist vier«. Man erzielt einen doppelten Effekt, noch dazu in meist kürzerer Zeit. Die enorm wirksamen Schlankheitsprogramme multiplizieren die Trainingserfolge beim Nordic Walking. Gleichzeitig potenziert der kombinierte Einsatz von Muskelkräften und Kreislauf das Fatburning. Nordic Slim ist eine kombinierte Weiterentwicklung ultramoderner medizinischer Schlankheitskonzepte und effektiver Trainingseinheiten.

Die Natur hilft beim Abspecken mit, denn alle naturbelassenen Lebensmittel sind grundsätzlich Fett schmelzend.

Nordic Walking plus ...

Und gleich noch eine gute Nachricht: Man braucht nicht viel von seiner Freizeit aufzuwenden. Nordic Slim verlangt nur verdichtete Trainingseinheiten von Ihnen, die noch dazu viel Spaß bei der Ausübung bereiten. Ausflüge in Laufschuhen und mit Stöcken müssen sich nicht über Stunden hinziehen. Kurze Trainingseinheiten genügen, um Muskeln, Organtätigkeit, Immunsystem und Stoffwechsel in Schwung zu bringen.

... Fatburning

Die Ernährung beim Nordic Slim entspricht dem genetisch in uns einprogrammierten Anspruch der Körperzellen auf ausschließlich naturbelassene Kost: Obst, Salat, Rohkost, Gemüse, Kartoffeln, Vollkornprodukte, Naturreis, Eier sowie auch nicht allzu viel Fleisch, Fisch oder Geflügel. Eine solche Ernährung besteht ohnehin aus Fett freisetzenden Nährstoffen und sie enthält keine so genannten lipogenen, Fett

Was ist eigentlich Nordic Walking?

▶ Nordic Walking ist eine Mischung aus Skilanglauf, Jogging und normalem Wandern.

▶ Nordic Walking kann man vom Frühjahr bis in den Spätherbst hinein betreiben – mit speziellen Stöcken im Winter sogar im Schnee.

▶ In Finnland gab es Nordic Walking schon immer, von dort fand die muskelintensive Bewegungssportart auch ihren Ausgang. Inzwischen ist das flotte Wandern mit den so genannten Poles (den Stöcken) auf der ganzen Welt populär.

▶ Gegenüber anderen Ausdauersportarten wie z. B. Marathonlaufen, Mountainbike-Fahren oder Joggen bietet Nordic Walking Vorteile. Es ist ein Ganzkörpertraining, sehr gelenkschonend, beansprucht fast alle Muskeln und führt in kurzer Zeit zu einem hohen Grundumsatz und dementsprechend zu einem hohen Energieverbrauch.

▶ Nordic Walking stimuliert die Osteoblasten, die Knochen bildenden Zellen, es eignet sich deshalb besonders auch für ältere Frauen, die nach der Menopause meist viel Knochenmasse verlieren. Auch Sehnen, Bänder und Gelenke werden gekräftigt.

▶ Mit Hilfe von Nordic Walking kann man in verkürzten Trainingseinheiten die Lipolyse (Fettverbrennung), den Muskelaufbau und den Kreislauf besser in Schwung bringen als in fast jeder anderen Sportart. 30 Minuten Nordic Walking können den gleichen Trainingseffekt bewirken wie drei Stunden Radfahren.

▶ Das flotte Walking mit Stöcken ist um rund die Hälfte effektiver als eine herkömmliche Wanderung. Bei ansteigendem Gelände oder in den Bergen potenziert sich der Trainingseffekt noch. Nordic Walking als gemeinsames Wandern in der Gruppe kann auch zum Gesellschaftsspaß werden.

Viele Menschen nehmen im Winter zu und im Sommer leichter ab. Nordic Slim hilft, zu jeder Jahreszeit überflüssige Pfunde wieder loszuwerden.

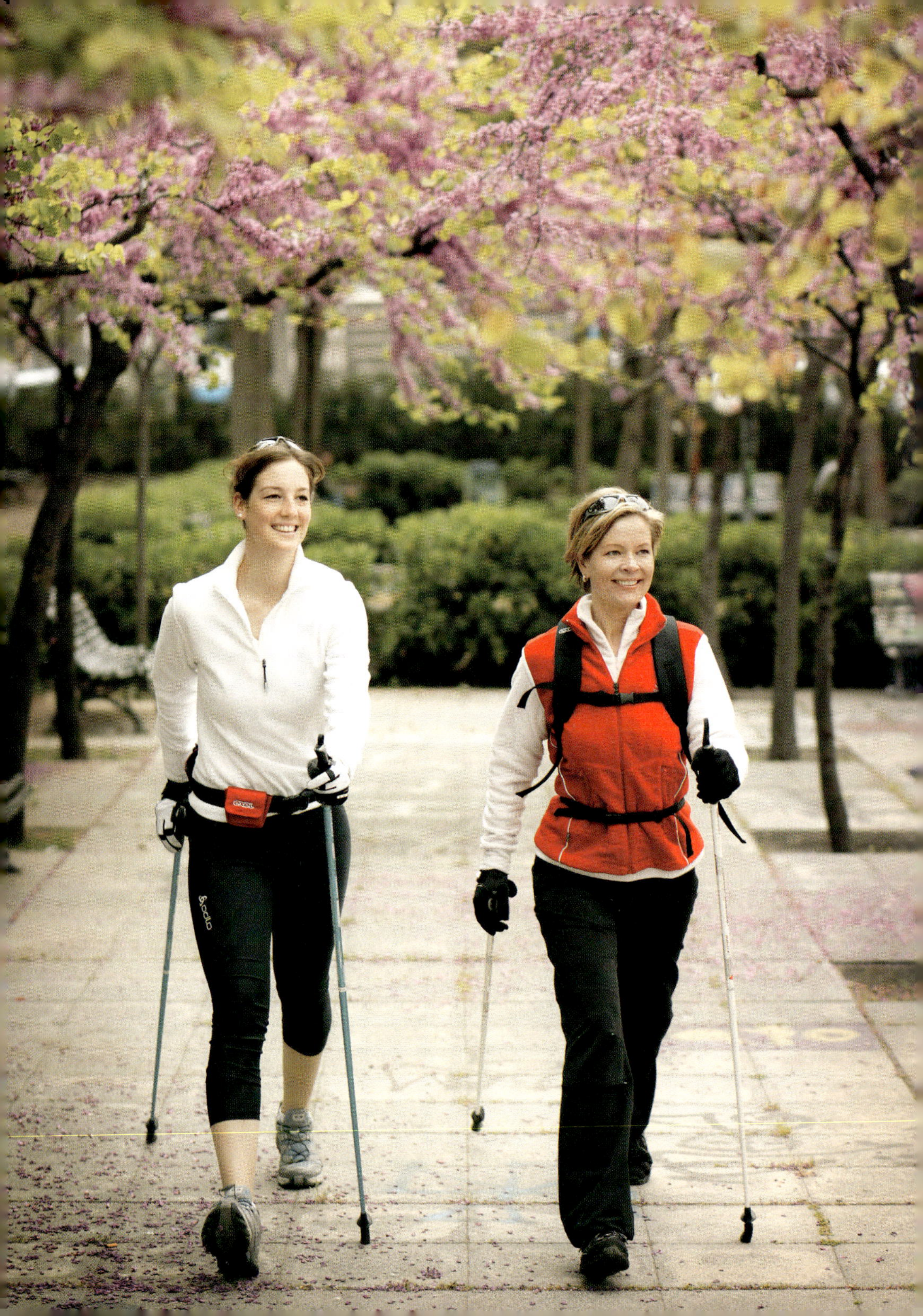

einbauenden Bestandteile, also nicht zu viel gesättigte Fettsäuren oder schnell lösliche Kohlenhydrate, wie sie in Zucker, allem Süßen und süßen Getränken sowie in hellen Mehlprodukten, weißem Reis und Teigwaren enthalten sind.

Nordic Slim gab's schon immer

▶ Und zwar bei allen Tieren in freier Natur. Ganz egal, ob Forelle, Amsel, Gepard oder Wühlmaus – Tiere nutzen stets den Einsatz aller ihrer Muskeln für ihre Lebensfähigkeit. Zu diesem Zweck hat die Natur sie schließlich mit Muskeln, Sehnen und Gelenken ausgestattet.

Beim Nordic Walking werden fast alle Muskelgruppen trainiert und zudem der Kreislauf optimiert.

▶ Der Muskelapparat eines Tieres ist steter Motor für das Verbrennen von Triglyzeriden (Fettmolekülen). Im Gegensatz zu uns Menschen sind die Vorräte an diesem Speicherfett in Tieren oft ausgeplündert. Nach Flügen über Hunderte Kilometer haben beispielsweise Zugvögel keine Fettreserven mehr, ebenso wenig wie Mitglieder eines Wolfsrudels irgendwo in Alaska, die oft tagelang ohne Nahrung die eisigen, schneebedeckten Wälder und Steppen auf der Suche nach Beute durchstreifen.

▶ Aber auch ein Feldhase macht quasi »Nordic Slim«, wenn er unermüdlich auf der Suche nach Futter über Felder hoppelt und Waldränder absucht. Ohne Ausnahme sind dann alle seine Muskelgruppen belastet. Sie entwickeln einen hohen Bedarf an Energierohstoff, also an Fettmolekülen aus den Speicherdepots der Fettzellen.

Was eine trainierte Muskulatur für die Figur bringt

▶ Gut trainierte Muskeln sind die besten Fettfresser. Zwar verheizen sie anfangs auch Glukose, die kleinsten Bausteine der Kohlenhydrate, doch bei zunehmender Belastung eben vorwiegend auch Fett. Damit dies auch optimal funktioniert, hat die Natur das Fettgewebe entwickelt, damit der Körper ausreichend Energierohstoff speichern kann. Die Natur hat also Fettzellen nicht zu dem Zweck entwickelt, dass sich

Regelmäßiges Nordic Walking macht nicht nur Spaß, sondern es verhilft Ihnen auch zu Ihrer Traumfigur.

im Bereich von Bauch, Hüften, Po und Oberschenkeln immer mehr Schwabbelpolster aufbauen – wie das heute bei so vielen Menschen, die ja nicht mehr ihrer Nahrung hinterher jagen müssen, der Fall ist.

▶ Gut durchgearbeitete Muskeln verheizen viel Fett. Und naturbelassene Nahrung versorgt Muskeln mit allen Nährstoffen für ihre Kraft und Leistungsfähigkeit, mit Vitaminen, Eiweiß, Spurenelementen usw. Alles, was die Natur hervorbringt – und ganz speziell in pflanzlicher Nahrung –, trägt dazu bei, Muskeln fit zu machen und auf diese Weise viel Fett zu verbrennen.

Von den Tieren lernen

▶ In der Kombination von gesunder Nahrung und einer steten Beanspruchung von Muskeln betreiben alle Tiere auf dieser Welt eine Art animalisches Nordic-Slim-Programm, das sie mit mentaler und körperlicher Leistungsfähigkeit versorgt. Wir Menschen können also von Tieren viel lernen. Und tatsächlich sind die Mechanismen des Nordic-Slim-Konzepts, wie es hier in diesem neuartigen Ratgeberbuch dargestellt ist, der Natur abgeschaut.

▶ Während das normale Gehen, Walken oder Joggen einen beträchtlichen Teil der Oberkörper- und Armmuskulatur untrainiert lässt, baut Nordic Walking den gesamten Apparat aus Muskeln, Bindegewebe, Sehnen, Bändern und Gelenken auf. Und zwar in einer sanften Weise, die keinen Körperteil zu stark belastet und möglicherweise zu Verletzungen führt. Nordic Walking ist deshalb nicht nur ein Fitnessprogramm für jugendliche Aktivsportler, sondern auch für ältere und alte Menschen – ein wundervoller Sport also für alle Altersklassen.

Übergewicht muss nicht sein. Fettzellen sind genetisch darauf programmiert, ihren Inhalt an Triglyzeriden loszuwerden. Nordic Walking unterstützt diese Fettfreisetzung.

▶ Das Nordic-Slim-Ernährungsprogramm führt auch uns Menschen zurück zu einer urgesunden Lebensform, die uns nicht nur mental aufbaut, uns neuen Optimismus und Lebensfreude schenkt, sondern uns auch körperlich verjüngt, schlank und vital macht. Also: unbedingt mitmachen!

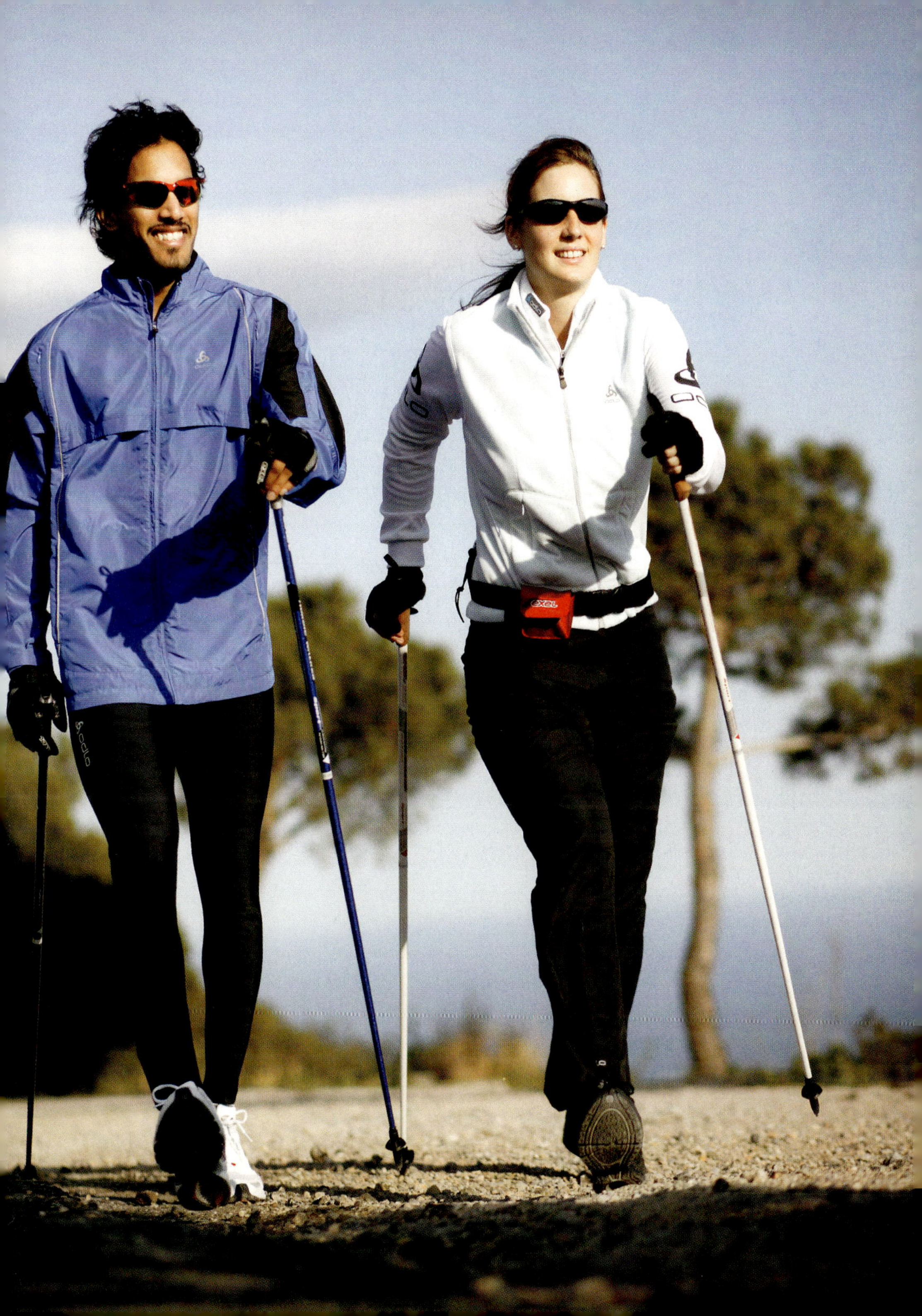
exel

Nordic Slim macht **Spaß** und **fit**

- *Nordic Walking – eine ideale Sportart*
- *Die optimale Ausrüstung*
- *Special: Fitness-Papst Dr. Ulrich Strunz: Tipps zum Kauf von Laufschuhen*
- *Bevor es losgeht: erst richtig aufwärmen*
- *Perfekte Technik schnell erlernen*

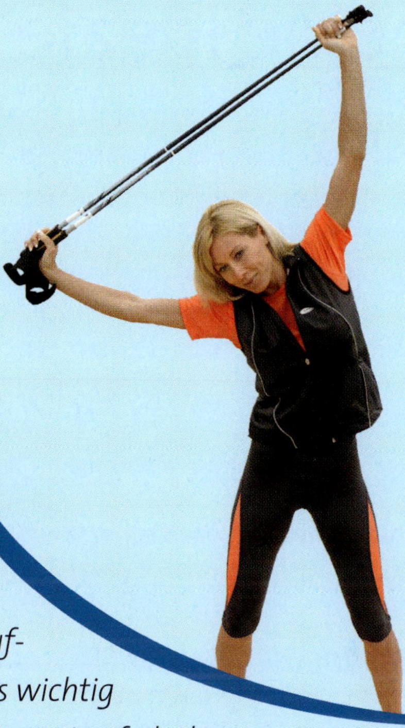

Bevor es mit dem Nordic Walking richtig losgeht, sollten Sie sich natürlich erst einmal fröhlich aufwärmen. Was ebenfalls wichtig ist: die richtige Ausrüstung. Laufschuhe und Stöcke lassen Sie am besten im Fachgeschäft anpassen. Eine gute Beratung ist dabei sehr wichtig. Die Technik Ihres neuen Trendsports ist dann rasch erlernt.

Nordic Walking – eine ideale Sportart

Unser so genannter Genotyp, also die Summe aller unserer rund 30 000 aktiven Gene, entspricht immer noch zu 98 Prozent jenem der Schimpansen, unserer nahen Verwandten in der biologischen Evolution. Um sich im Lebenskampf gegen andere Wald- und Dschungeltiere zu behaupten, müssen Affen flink auf Bäume klettern können. Gene in den Chromosomen ihrer Körperzellen, also ihre Erbanlagen, stellen die fürs Klettern nötigen Voraussetzungen sicher: nicht nur kräftige Beinmuskeln, sondern auch ebenso kraftvoll aufgebaute Oberkörper-, Nacken-, Rücken- und Armmuskeln.

Damit der Körper reibungslos funktionieren kann, müssen alle seine Teile optimal aufeinander abgestimmt sein. Wenn nicht, gerät der Körper »aus der Balance«.

Gemäß unserer genetischen Bestimmung leben

Über die Gene dafür verfügen wir menschlichen Zeitgenossen immer noch. Doch wir nutzen sie nicht zum Ausbau unserer körperlichen Fähigkeiten. Wir lassen viele Gene verkümmern. Sie sitzen zwar immer noch in Form vieltausendfacher so genannter Basenpaare auf den strickleiterähnlichen DNS-Fadenmolekülen in den Zellkernen. Aber sie bekommen nichts zu tun, erhalten keine oder zu wenig Impulse, um aktiv zu werden. Kinder jedoch klettern gerne, um aus einem genetischen Instinkt heraus nicht nur ihre Beinmuskeln, sondern auch ihre Schulter- und Armmuskeln zu kräftigen.

Nordic Walking bedeutet: Walking und Klettern zugleich. Es ist die genetische Rückkehr in den körperlichen und mentalen Zustand unserer biologischen Herkunft. Fit, schlank, froh und gesund zu sein – oder es wieder zu werden –, bedeutet ganz einfach nur, wieder unserer genetischen Bestimmung gemäß zu leben.

Woher kommt die Gänsehaut?

Ein interessantes Beispiel dafür, dass wir unsere Gene nicht verlieren und dass sie unbestechlich sind, sich also nicht verändern, ist die Gänsehaut. Wenn wir nach dem Baden im See oder im Meer frierend aus dem Wasser steigen, oder wenn wir jäh erschrecken, bilden sich auf unserer Haut diese winzigen Erhebungen. Woher kommt das?

▶ Die Antwort der Genforscher lautet: An diesen Stellen auf unserer Haut befanden sich früher Fellhaare, die rudimentären Wurzeln dafür sind immer noch vorhanden, und Schimpansen bzw. auch alle anderen Affen oder Felltiere besitzen sie natürlich immer noch.

▶ Das Fell sträubte sich und sorgte dafür, dass sich Luft zwischen den Fellhaaren staute, länger erwärmt blieb und so den Körper vor Kälte schützte. Nicht anders als bei einer Amsel im kalten, verschneiten Winter, die auf einem Zweig sitzt und ihr Gefieder sträubt, um sich warm zu halten.

▶ Auch wenn wir erschrecken, möchte sich unser nicht vorhandenes Fell aufrichten. Eine Gänsehaut bildet sich – und nur unser Kopfhaar richtet sich tatsächlich auf. »Mir sträuben sich die Haare« – diese Redewendung hat ihren Ursprung in diesem längst vergessenen genetischen Mechanismus.

Spezielle Gene in den Zellkernen sind »Kippschalter« für unser Körpergewicht. Sie können sowohl übergewichtig als auch schlank machen.

Nordic Walking macht unsere Gene glücklich

Dies ist der eigentliche Grund, weshalb Nordic Walking so gesund ist. Er liegt tief in der Urvergangenheit unserer eigenen Existenz begründet. Vergleichbar ist dies beispielsweise mit der Fortbewegungsart Schwimmen, das unserem Körperaufbau ebenso entspricht – weil auch wir Menschen ja dem Wasser der Ozeane entstammen, diesem

Urelement allen Lebens auf der Erde. Schwimmen, Klettern und Laufen sind für uns Menschen genetisch gesehen ideale Bewegungsformen.

Was Nordic Walking im Körper bewirkt

Wenn wir Nordic Walking betreiben, freuen sich unsere Erbanlagen ganz besonders. Wenn sie reden könnten, würden sie womöglich sagen: »Endlich eine Sportart, bei der nicht nur die Beine, sondern auch Oberkörper und Arme trainiert werden.« Als Folge dieser genetischen Übereinstimmung bringt Nordic Walking schnellere und größere Trainingserfolge als etwa das Joggen. In kürzerer Zeit bauen sich Muskeln kräftiger auf. Arm- und Schultermuskeln helfen indirekt mit, auch die Bein- und Beckenmuskulatur rasch zu kräftigen – und natürlich auch umgekehrt.

Ihr Motto sollte ab jetzt lauten: »Mit Schwung ins neue Leben!«

Voraussetzung dafür ist jeweils, dass sich bei jedem Nordic-Walking-Schritt in unserem Körper höchst Erfreuliches ereignet:

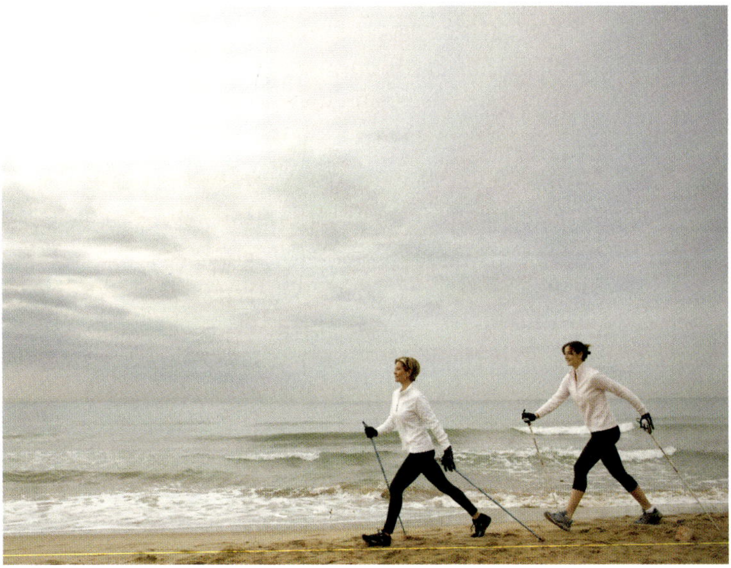

Zu zweit und in schöner Natur macht's doppelt Spaß!

▶ Kreislauf und Durchblutung werden kräftig angeregt.

▶ Deshalb wird die Nährstoffversorgung all unserer Körperzellen verbessert.

▶ Der gesamte Organismus wird doppelt so stark mit Sauerstoff versorgt, wie wenn wir nur laufen würden.

▶ Auch unsere Haut, unsere Organe, unser Haar, vor allem aber unser Gehirn profitieren von einer besseren Versorgung mit Nährstoffen und Sauerstoff.

▶ Nordic Walking stimuliert in idealer Weise die Lipolyse, die Freisetzung von Triglyzeriden aus dem Fettgewebe und deren Verbrennung in Muskelzellen. Muskeln brauchen schließlich die großkalibrigen »Fettbriketts« der Triglyzeride, die lange und ausgiebig viel Energie spenden.

Damit das Fatburning optimal funktioniert, wirken Fett schmelzende Hormone und Körpermuskeln zusammen.

▶ Die Hormonproduktion in unserem Nervengewebe und in unseren Drüsen wird angeregt – Voraussetzung für einen jetzt viel, intensiveren Stoffwechsel.

▶ Körperzellen finden zu ihrer ursprünglichen Leistungsfähigkeit zurück. Schon von einem einzigen ersten Trainingskilometer mit den Walking-Stöcken kehren wir vitalisiert und gleichzeitig entspannt zurück.

▶ Ähnlich wie bei Ausdauersportarten synthetisieren unsere Gehirn- und Nervenzellen mehr so genannte Neurotransmitter, stimmungsaufhellende Botenstoffe, wie z. B. Serotonin, Noradrenalin und Dopamin. Dies ist der Grund, weshalb wir uns während und nach einem Nordic-Walking-Ausflug oft so euphorisch fühlen.

Ein ganzheitliches Training

Anders als Sportarten wie Radfahren, Joggen, Fußball, Golfspielen oder Weitsprung aktiviert Nordic Walking nicht nur die Hälfte oder zwei Drittel unserer Körpermuskulatur, sondern praktisch sämtliche Muskeln. Mit Nordic Walking nutzen wir die gesamte Kapazität unseres

Nordic Walking als Medizin

Mit dem ebenso simplen wie natürlichen Ganzkörpertraining kann man eine ganze Reihe von Befindlichkeitsstörungen und Beschwerden vorbeugend und heilend therapieren:

- schmerzhafte Rückenverspannungen
- Haltungsschäden
- Herz-Kreislauf-Schwäche
- Übergewicht
- Nervosität
- chronische Müdigkeit
- Konzentrationsschwäche
- Vergesslichkeit
- Osteoporose (»Knochenschwund«)
- Bindegewebeschwäche

Nordic Walking wirkt stimulierend auf sämtliche Gewebegruppen und Organe im Körper. Deshalb hilft diese Sportart bei Mangelerscheinungen, die dadurch entstehen, dass bestimmte Körperteile nicht ausreichend beansprucht werden. Ideal also für Frauen und Männer, die im Büro viel vor dem Bildschirm arbeiten. Oder aber auch für ältere oder alte Menschen, denen Sportarten wie Joggen, Radfahren oder Ballspiele zu anstrengend sind.

Wer tagsüber wenig Bewegung hat, braucht einen Sport, der seinen Zellstoffwechsel in Schwung bringt. Da ist Nordic Walking einfach ideal.

Organismus für unsere Gesundheit, nicht nur einen Teilbereich. Oder andersherum ausgedrückt: Mit Nordic Walking vermeiden wir, dass wir bei Sport oder im Alltag stets untrainierte Muskelpartien durchschleppen müssen. Dies sind Gründe dafür, dass Nordic Walking mehr und mehr zum Trendsport wird.

Die optimale Ausrüstung

Genau genommen brauchen Sie lediglich ein Paar gute Laufschuhe und die Nordic-Walking-Stöcke, die so genannten Poles. Nordic Walking bedeutet Annäherung an die ursprünglichen Bewegungsabläufe des Menschen. Zusätzlich zum Gehen, Walken oder Laufen dienen die Stöcke dazu, dass auch die Oberkörpermuskulatur mit ins Fitness-Programm einbezogen wird. Man schlüpft in die Laufschuhe, nimmt die Poles in die Hände, tritt vor die Haustür – und schon geht's los!

Die Nordic-Walking-Stöcke

Als Nordic Walking in den 80er Jahren des vergangenen Jahrhunderts in Finnland seine Geburtsstunde erlebte, wurden noch starre, feste Holzstöcke verwendet, ähnlich den Skistöcken beim Langlauf. Doch was im Loipenschnee sanft eintaucht, schlägt auf hartem Untergrund auf und überträgt Erschütterungen in die Muskeln, Knochen und vor allem in die Gelenke hinein.

Um das Gewicht zu reduzieren, wurden Aluminium-Stöcke entwickelt, später auch längenverstellbare Teleskopstöcke. Doch das Problem der Stoßbelastung speziell der Schultergelenke war damit nicht ganz gelöst. Den Durchbruch schaffte schließlich die Entwicklung superleichter Materialien wie Glasfiber oder Carbon bzw. auch Materialmischungen, die Belastungen in idealer Weise abfedern. Sie sind allerdings nicht billig, sie kosten zwischen 70 und 100 Euro. Weil sie aber praktisch – von Laufschuhen abgesehen – die einzige Anschaffung darstellen, die bei Nordic

Tipp

Greifen Sie nicht zu den erstbesten Nordic-Walking-Stöcken, die Sie zu Gesicht bekommen! Nehmen Sie sich Zeit, die für Sie idealen Poles zu finden: Informieren Sie sich, was der Handel anbietet und was für Sie geeignet ist. Und auch die Kosten spielen natürlich eine Rolle.

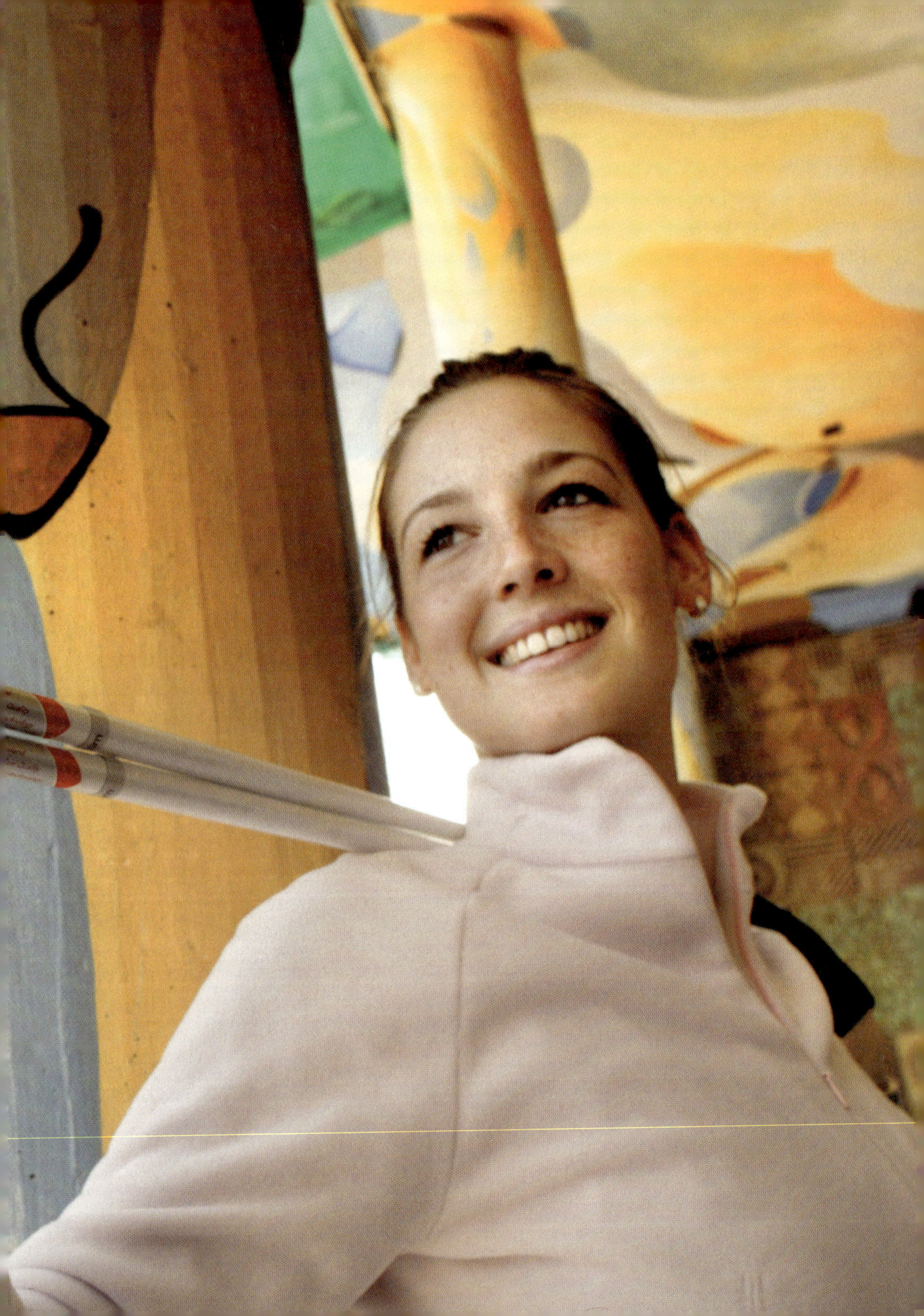

Walking benötigt wird, sollte man sich für qualitativ wertvolle Stöcke entscheiden und sich nicht mit einem billigeren Produkt abfinden.

Der Handel bietet superleichte Poles aus AirCarbon mit einem Gewicht von nur knapp über 130 Gramm an, die aber trotzdem steif und strapazierfähig sind. Reflektoren an Schaft und Schlaufe sorgen für Sicherheit, Naturkork- und andere Griffe sind ergonomisch geformt, so dass sie perfekt in der Hand liegen.

Wichtig ist eine perfekte Ausrüstung: Vor allem Laufschuhe und Stöcke sollte man im Fachgeschäft kaufen.

Wichtige Tipps für den Kauf von Nordic-Walking-Stöcken

▶ Am besten sollten Sie ein Fachgeschäft aufsuchen, das über eine entsprechende Auswahl verfügt und dessen Mitarbeiter Sie optimal beraten können.

▶ Stöcke werden in Größen von jeweils fünf Zentimeter Längenunterschied angeboten, da findet also jeder im Fachhandel die passenden Poles. Aluminiumstöcke eignen sich für kleinere, leichtere Zeitgenossen. Wer einen massiveren Körperbau hat oder übergewichtig ist, sollte lieber Carbonstöcke oder solche mit einem höheren Carbonanteil auswählen, die belastbarer sind.

▶ Empfehlenswert sind Poles aus einem so genannten Glasfaser-Composit, sie haben ein niedrigeres Gewicht und eine längere Lebensdauer als etwa Aluminiumstöcke.

▶ Entscheidend ist die individuell passende Stocklänge. Die Formel dafür lautet: Körpergröße mal 0,7. Wer 1,70 Meter groß ist, braucht demnach Stöcke mit einer Länge von etwa 1,20 Meter. Wer verhältnismäßig kurze Beine, dafür aber längere Arme hat, ist verständlicherweise mit kürzeren Stöcken besser bedient – und umgekehrt. Ein Grund mehr also, sich von fachlich geschultem Personal beraten zu lassen. Teleskopstöcke lassen sich verstellen und individuell auf Körpermaße einstellen.

Die Poles eignen sich auch hervorragend für Stretching-Übungen vor und nach dem Laufen.

Nordic-Walking-Stöcke gibt es in verschiedenen Ausführungen – testen Sie vor allem auch die diversen Schlaufensysteme.

Die Sportartikelindustrie bringt jedes Jahr leichtere und haltbarere Nordic-Walking-Poles auf den Markt.

Wichtige Tipps für den Kauf von Nordic-Walking-Stöcken

▶ Poles mit variabler Länge, die sich stufenlos einstellen lassen, eignen sich dann, wenn sie von verschiedenen Walkern benutzt werden.

▶ Ganz besonders wichtig sind die Schlaufen für die Stockführung. Beim Nordic Walking schließt sich die Hand nicht ständig um den Griff, sondern löst sich bei jedem Schritt immer wieder – im Gegensatz zu Skistöcken, bei denen lediglich eine lose Schlaufe dafür sorgt, dass man sie nicht verliert. Poles müssen also fest mit Hand und Handgelenk verbunden sein, und zwar in einer Weise, dass sie sich beim Vorschwingen des Armes wieder in die Handfläche schmiegen, so dass man nicht nachgreifen muss. Beim Walken öffnet und schließt sich die Hand ständig, sie greift in einer pumpartigen Bewegung zu und entspannt sich wieder, sie darf dabei die Blutzirkulation nicht beeinträchtigen.

▶ Hersteller von Stöcken bieten unterschiedliche Schlaufensysteme an. Gebräuchlich sind Handschlaufen mit Klettverschluss, die sich kleineren oder größeren Händen gut anpassen. Inzwischen werden auch Verschlüsse angeboten, die der Hand beim Ausüben des Sportes mehr Freiheit erlauben, z. B. etwas Spielraum geben, um zur Trinkflasche zu greifen, ein Papiertaschentuch hervorzuholen oder einen Snack zu sich zu nehmen, ohne dass man gleich die Hand vom Stock lösen muss.

▶ Ein Problem bildete zu Beginn der Nordic-Walking-Epoche das harte Aufsetzen der Metallspitzen der Poles, speziell auf hartem Untergrund wie Asphalt oder Beton, was von anderen Spaziergängern oft als störend empfunden wurde. Inzwischen bietet der Markt so genannte Pads an, fest sitzende Gummiaufsätze für die Pole-Spitzen, die den Aufprall dämpfen. Sie federn Vibrationen ab und sorgen auch dafür, dass Stockspitzen beim Aufsetzen nicht abrutschen – sie sind demnach auch eine wichtige Vorbeugung gegen mögliche Verletzungen.

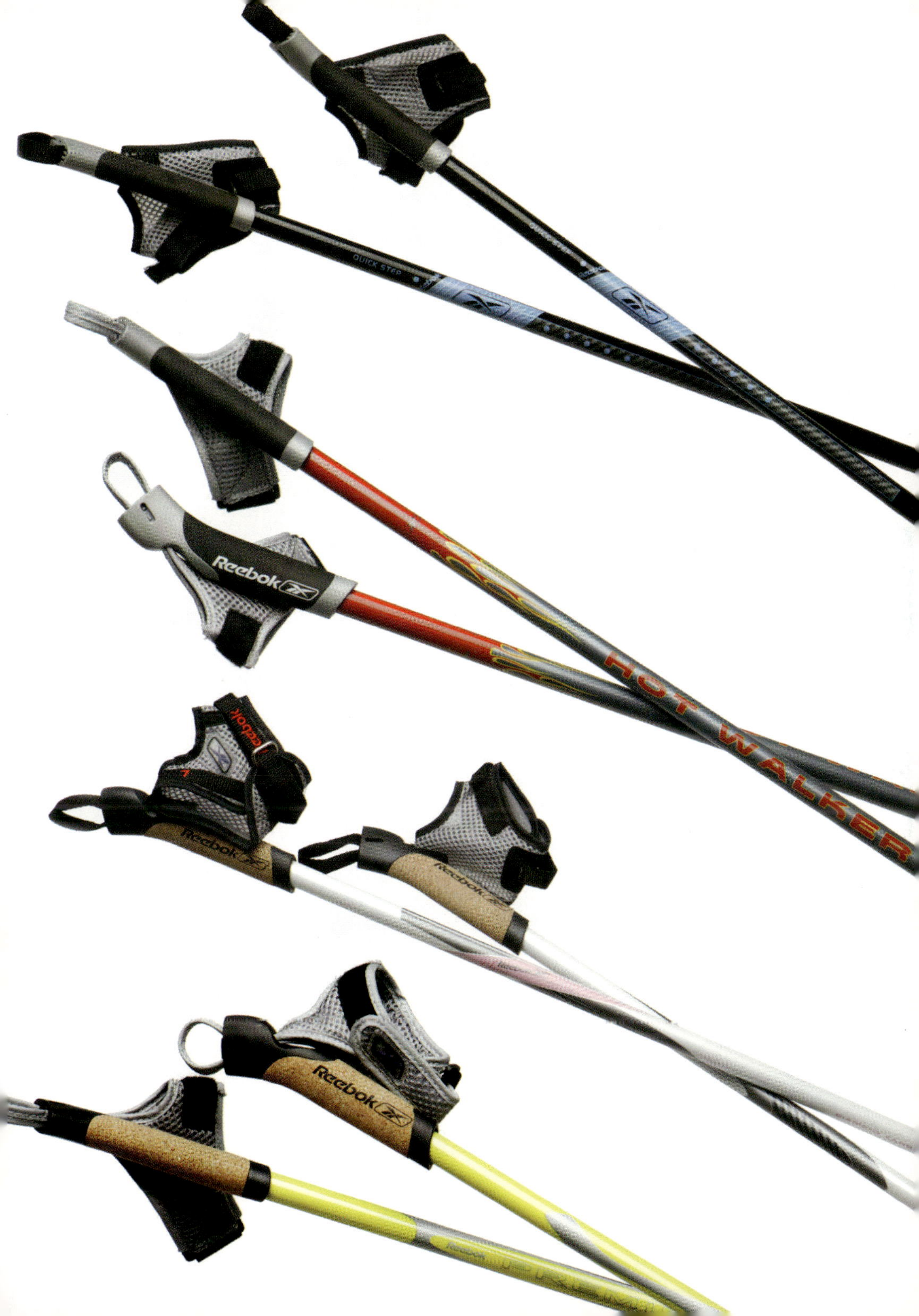
QUICK STEP
QUICK STEP
Reebok
HOT WALKER
Reebok
Reebok
Reebok

Die richtige Stocklänge wählen

Fortgeschrittene Fitness-Walker mit dynamischem Schritt zeichnen sich oft dadurch aus, dass sie um etwa fünf Zentimeter längere Stöcke verwenden als ihre noch unsportlichen Kollegen. Sie schreiten und greifen einfach weiter aus, kommen dadurch auch schneller voran.

Anhand der Tabelle können Sie Ihre individuelle Stocklänge ermitteln, wenn Sie schon zu den fortgeschrittenen Walkern zählen.

Für Neueinsteiger in dieser Trendsportart empfehlen sich etwas kürzere Stöcke, denn sie lassen sich deutlich leichter handhaben. Nordic-Walking-Anfänger können sich anhand der auf Seite 31 stehenden Tabelle bei der Stocklängenwahl orientieren.

Die Körpergröße allein ist jedoch nicht entscheidend: Für die ideale Stocklänge spielen Körperproportionen eine Rolle, so beispielsweise die Bein- oder Armlänge. Deshalb ist es wichtig, sich im Fachgeschäft von geschulten Verkäufern beraten zu lassen, die möglichst selbst aktiv und sportlich Nordic Walking betreiben.

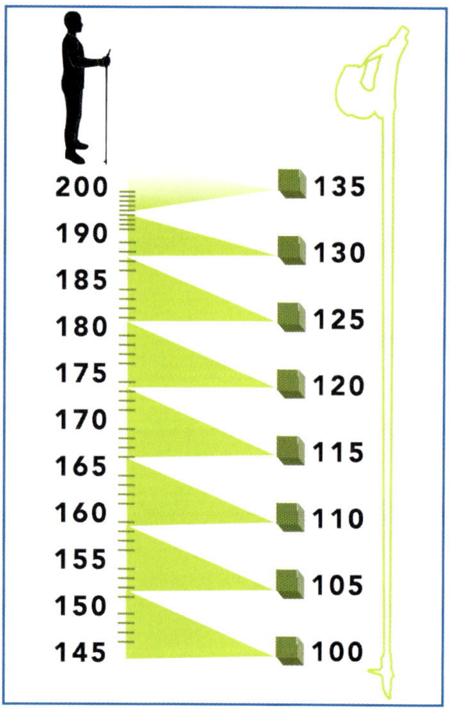

Poles werden immer perfekter

Auf internationalen Sportmessen, wie beispielsweise der ISPO in München, werden jedes Jahr neu entwickelte Stöcke vorgestellt, die das Walken erleichtern, Trainingseffekte erhöhen und noch besser vor Verletzungen schützen (sollen).

Schlaufen

Moderne ComFit-Schlaufen verfügen z. B. über dreidimensionale Klemmsysteme und einen Klettverschluss, mit deren Hilfe sich die Schlaufe individuell auf die Hand des Walkers einstellen lässt. Man öffnet einen Keil und die

Länge der Nordic-Walking-Stöcke für Anfänger	
Körpergröße	**Stocklänge**
▶ unter 1,50 Meter	95 Zentimeter
▶ 1,50 Meter bis 1,60 Meter	100 Zentimeter
▶ 1,60 Meter bis 1,67 Meter	105 Zentimeter
▶ 1,68 Meter bis 1,75 Meter	110 Zentimeter
▶ 1,75 Meter bis 1,80 Meter	115 Zentimeter
▶ 1,80 Meter bis 1,90 Meter	120 Zentimeter
▶ 1,90 Meter bis 1,95 Meter	125 Zentimeter
▶ über 1,95 Meter	130 Zentimeter

Schlaufe kann dann stufenlos in zwei Richtungen fixiert werden. Die anschließende Feineinstellung ist von allen Seiten möglich. Die Stockgriffe sind ergonomisch geformt, bestehen aus Kunststoff oder einem Korkmaterial, auf dem die Handfläche nicht so stark schwitzt.

Nicht jeder Stock passt zu jedem. Deshalb sollte man seine Poles nicht selbst auswählen, sondern vom Fachmann anpassen lassen.

Schäfte und Spitzen

High-Tech hat auch bei den Stockschäften Einzug gehalten. Sie bestehen aus unterschiedlichem Carbon bzw. Carbon-Composit-Anteil, sind leicht, aber stabil und in unterschiedlichen Wandstärken zu haben. Geschulte Verkäufer beraten in Fachgeschäften nach Körpergewicht, nach dem jeweiligen Laufprogramm, ob etwa viel in hügeligem oder gar bergigem Gelände gewalkt wird.

Die Hartmetallspitzen sind austauschbar, es gibt unterschiedliche Hartboden-Pads, die sich leicht auswechseln und aufstecken lassen. Sie dämpfen gut, sind also leise und verfügen über einen hohen Naturgummianteil für perfekten Grip (Halt) und lange Lebensdauer.

Fitness-Papst Dr. Ulrich Strunz: Tipps zum Kauf von Laufschuhen

▶ Kaufen Sie sich Ihre Laufschuhe im Fachgeschäft mit High-Tech-Ausrüstung, also nicht unbedingt im Supermarkt. Ideal sind ein Laufband mit Videokontrolle und ein Verkäufer, der sich für die Beratung auch wirklich Zeit nimmt.

▶ Jeder Mensch hat andere Laufgewohnheiten und vor allem auch eine andere Fußstellung. Daraufhin muss ein guter Laufschuh maßgeschneidert sein, damit es später nicht zu Verletzungen kommt. Es gibt Menschen mit Hohlfuß, denen der natürliche Aufprallschutz des Fußes fehlt, weil sie nur im Vor- und Rückfußbereich einen Abdruck hinterlassen. Zeitgenossen mit so genanntem Senk-Spreiz-Fuß haben ein niedriges Fußgewölbe, sie hinterlassen einen kompletten Fußabdruck, der Fuß knickt dann aber möglicherweise nach innen ab. Auch hier kann es beim Tragen von falschem Schuhwerk zu Verletzungen kommen.

Nordic Walking boomt: Der Fachhandel stellt sich mit immer neuen, weiter entwickelten Produkten auf den Trend ein.

▶ Ein guter Laufschuh muss sowohl die Belastung dämpfen, den Fuß aber auch vor seitlichem Abknicken schützen, ihn also stabil halten. Eine feste Fersenkappe sorgt dafür, dass sich der Fuß beim Aufsetzen nicht nach innen neigt.

▶ Empfehlenswert ist es, zum Einkauf seine alten Laufschuhe mitzubringen. Ein gut geschulter Fachverkäufer kann aus der Abnutzung von Sohle, Ferse oder Obermaterial viel über die Fußstellung herauslesen. Er wird Ihren Fußtyp, die Beinstellung nach O- oder X-Typ sowie Ihr Körpergewicht berücksichtigen. Er wird sich auch erkundigen, ob Sie zu Fußverletzungen neigen, ob Sie Schmerzen beim Walken oder Laufen haben und welchen Untergrund Sie bevorzugen. Bei Fußproblemen kann ein Sportorthopäde eine Maßeinlage anfertigen, die den Fuß perfekt stützt, besser etwa als die oft verwendeten Schaumstoffeinlagen.

▶ Laufschuhe sollten Sie lieber erst am späteren Nachmittag oder am Abend kaufen, dann sind die Füße meist etwas größer als morgens oder am Vormittag. Auf diese Weise beugt man vor, dass man vermeintlich gut passende Schuhe erwirbt, die sich aber schon am folgenden Tag als etwas zu klein erweisen.

▶ Beim Anpassen der Schuhe im Fachgeschäft sollten Sie am besten die Socken tragen, die Sie normalerweise auch bei der Ausübung Ihres Sportes anhaben. Der Unterschied kann bis zu einer halben Schuhgröße ausmachen.

▶ Vorne, an den Zehen, sollte ein Finger breit Platz bleiben, denn beim Abrollen rutscht der Fuß nach vorne.

▶ Der Schuh darf auch nicht zu eng sein, das Obermaterial nicht zu fest und es sollte eng anliegen. Tipp: Die Schuhe sorgfältig zuschnüren, dabei die Ferse fest in die Schuhschale pressen und Zehen nach oben drücken.

▶ Ein gutes Fachgeschäft zeichnet sich auch dadurch aus, dass es dem Kunden oder der Kundin Gelegenheit gibt, die Schuhe draußen auf dem Gehweg auszuprobieren. So kann man eine Reihe von Laufschuhen erst einmal im Laufschritt testen, ehe man sich für das richtige Produkt entscheidet.

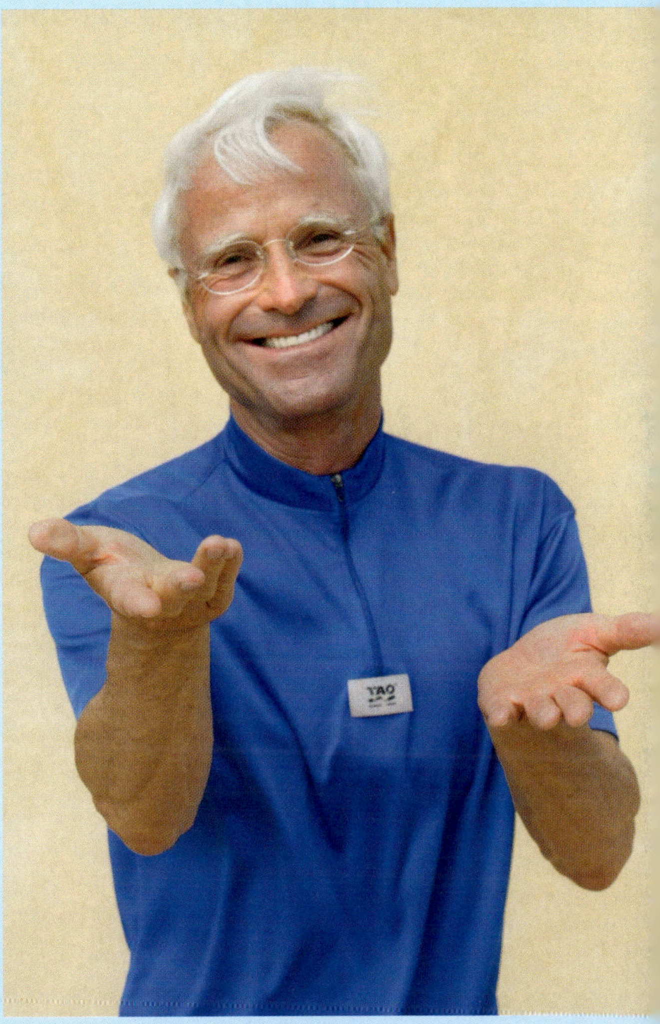

Dr. Ulrich Strunz

Die Bekleidung und nützliche Accessoires

Nordic Walking ist eine Freiluftsportart: Schuhe angezogen, Stöcke in die Hand genommen– und los geht's in die Natur. Wander- und Trainingseinheiten sind natürlich unterschiedlich lang. Dem einen Nordic Walker reicht erst einmal eine stramme Viertelstunde, während der oder die andere fröhlich einen halben Tag lang auf Wald- oder Feldwegen unterwegs ist. Auf jeden Fall darf Kleidung Sie dabei nicht beengen, sie muss luftdurchlässig sein, trotzdem aber vor einem möglichen Regenguss und auch vor Kälte schützen. Und man darf darin nicht schwitzen!

Setzen Sie besser auf Mikrofasern statt auf Schweiß aufsaugende Wolle oder Baumwolle: Leichte und luftige Textilien haben den Sportmarkt erobert.

Nordic Walking erzeugt ordentlich Körperwärme – ein gutes Zeichen, denn es soll ja schließlich auch Fett zu Energie verheizt werden. Man transpiriert, kommt ins Schwitzen, da eignen sich Wolle oder Baumwolle nicht optimal als Material für die Sportbekleidung. Diese saugt sich leicht mit Schweiß voll, die Körperwärme staut sich dann und wird nicht ausreichend abgeleitet.

Kunstfasern bevorzugen

Textilien aus Baumwolle sind natürlich gesund und tragen sich leicht – für den Sportler oder Fitness-Fan allerdings eignen sich Kunstfasern besser:

- Die modernen, wissenschaftlich entwickelten Mikrofasern sind wesentlich dünner und damit auch leichter als vergleichsweise dicke Baumwollfasern.
- Kunstfasern liegen enger an der Haut an, bilden dabei unzählige winzige Luftzellen, die wärme- und auch kältedämmend wirken.
- Die Mikrofasern schließen sich im Gewebe so eng aneinander, dass sie zwar Luft halten können, aber kein Regenwasser eindringen lassen. Dies macht sie gerade für Outdoor-Aktivitäten ideal.
- Darüber hinaus leiten sie Feuchtigkeit schnell ab, also auch den auf der Haut entstehenden Schweiß.

▶ Dadurch bleiben Haut, Gewebe und Muskeln stets angenehm erwärmt und gut durchblutet, was vorbeugend gegen Verletzungsgefahren wirkt.

▶ Nässe, Kälte, Hitze, Nebel oder gar heftiges Schneetreiben stören weniger, selbst stürmische, belebende Witterungseinflüsse werden oft eher als angenehm empfunden.

Die genannten Eigenschaften tragen in zeitgemäßer Sportswear gemeinsam dazu bei, dass man selbst bei wenig angenehmem Wetter gerne in die Laufschuhe schlüpft und die Walking-Stöcke zur Hand nimmt. Man genießt das Natur- und Sporterlebnis intensiver als in früher üblicher Sportbekleidung, die sich mit Schweiß und Nässe vollsaugte, am Körper klebte, nur bedingt vor Kälte schützte und die Gefahren einer Erkältung oder Verletzung heraufbeschwor.

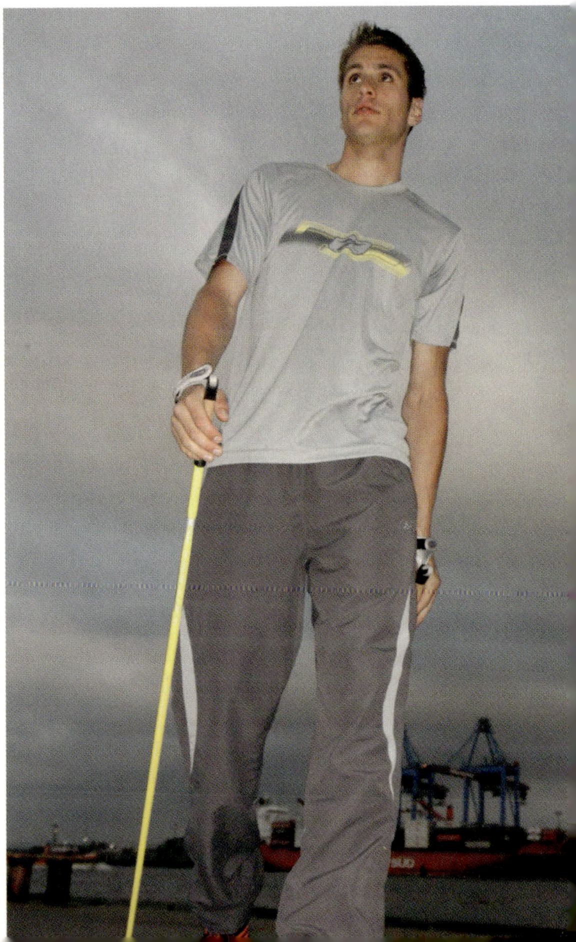

Reflektoren an Bekleidung und Poles erhöhen die Sicherheit.

Oberkörper

T-Shirts, Hemdchen, Trainings- und Regenjacke sollten leicht, luftig und angenehm sitzen. Wer sein Nordic-Walking-Programm nach Feierabend bei Dämmerung oder Dunkelheit auf Straßen abwickelt, sollte gelbe, helle oder auch leuchtend neonfarbene Kleidung tragen, die reflektiert.

Hosen

Im Sommer eignen sich am besten Shorts, also kurze Hosen aus atmungsaktiven Kunstfasern. Ansonsten kann man auf ganzbeinige, so genannte

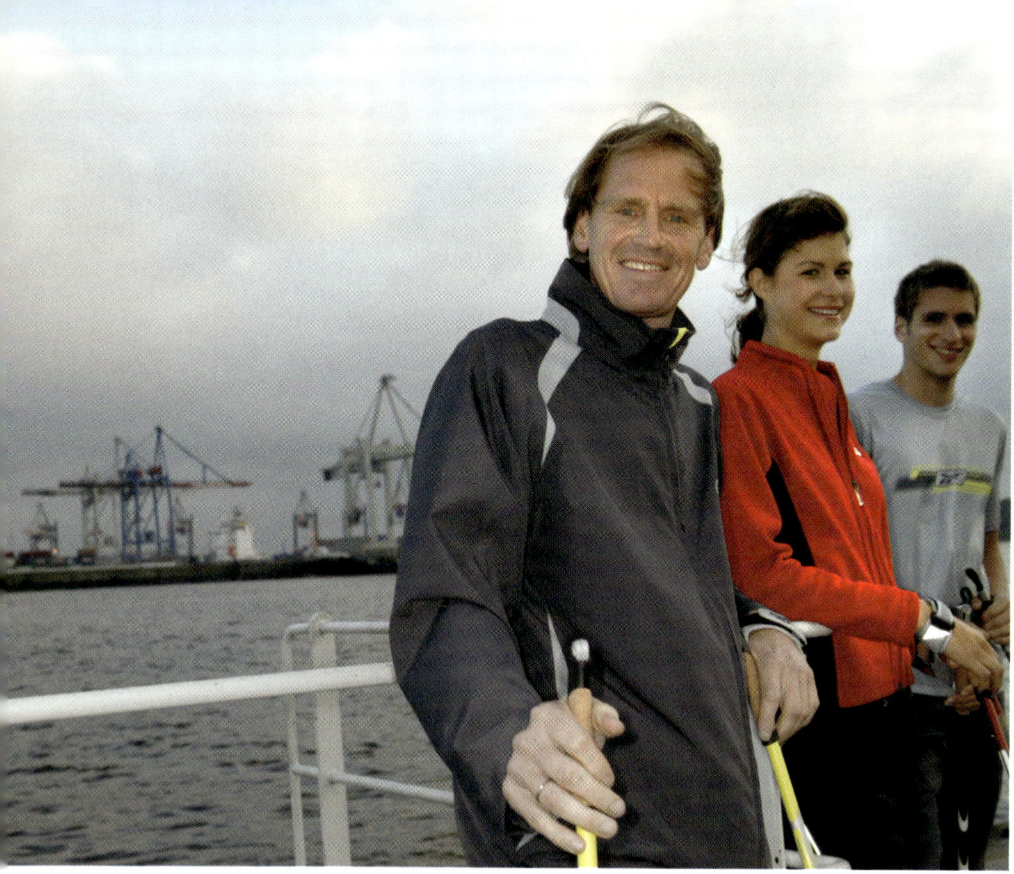

Warm eingepackt macht Nordic Walking auch bei nicht so schönem Wetter Spaß.

Tights oder Leggins aus extrem leichtem Stretchmaterial, die eng am Bein anliegen und angenehm elastisch sind, so dass man sich nicht irgendwie eingezwängt fühlt. Bei Regen bildet sich darunter ein feiner Feuchtigkeitsfilm auf der Haut, der die Wärmeabstrahlung drosselt, so dass die Erkältungs- sowie die Verletzungsgefahr vermindert werden. Ansonsten gilt: Lieber mehrere leichte Kleidungsstücke übereinander tragen als eine einzige allzu dicke Jacke.

Unterwäsche

In den nasskalten Herbst- und Wintermonaten müssen Sie unbedingt auf warme Unterbekleidung achten. Die Muskeln werden beim Walken zwar rasch und ausreichend erwärmt, aber nicht unbedingt der Nieren- und Blasenbereich. Sport bedeutet schließlich Stress mit geringfügig verengten Gefäßen. Darunter können die Blasenschleimhäute leiden, zudem muss der in der Blase enthaltene Harn erwärmt und an die Körpertemperatur angepasst werden. Da drohen Blasenschwäche und Entzündungen.

Sport-BH

Ein spezieller Sport-BH empfiehlt sich auf jeden Fall für alle Walkerinnen. In Fachgeschäften und Sportabteilungen werden elastische, mit breiten Stützbändern fest ansitzende BHs angeboten, die die Brüste abstützen und abfedern.

Nordic Walking ist Freizeitsport, der auch bei kühler oder nasskalter Witterung ausgeübt wird. Deshalb sollte die Unterwäsche gesund und warm sein.

Strümpfe und Socken

Beide dürfen aus Wolle oder Baumwolle bestehen, sollen aber nicht zu dick sein, keine harten Nähte haben und nicht verrutschen. Eine falsche Fußbekleidung ist oft verantwortlich für Blasenbildung. Deshalb bieten Fachgeschäfte Sportsocken für unterschiedliche Fitness-Arten an, wie etwa für Gymnastik, für Mountainbike-Fahren, Ballspiele – oder eben auch für Nordic Walking.

Ideal sind gekennzeichnete Socken oder Sportstrümpfe für den rechten und linken Fuß, die sich besser der entsprechenden Fußform anpassen.

Kopfbedeckung

Empfehlenswert sind Kappen oder Mützen mit Schirm, die die Augen vor der Sonne und den Kopf eventuell gegen Nässe schützen. Wenn es dann im Herbst oder Winter kalt wird, braucht man jedoch eine warme Wollmütze, um den Kopf vor Wärmeverlusten zu schützen. Denn sonst droht womöglich eine Stirnhöhlenentzündung. Im Sommer reicht übrigens oft auch ein schweißsaugendes Stirnband, das es in modischen Farben und Ausführungen gibt. Nordic-Walking-Kleidung darf also ruhig auch ein bisschen chic sein.

Handschuhe

Auf die darf man an warmen oder heißen Tagen getrost verzichten. Hände wollen schließlich auch atmen dürfen. Wenn es kalt wird, sollte man allerdings Sporthandschuhe tragen, die im Übrigen einen guten Halt an den Stöcken verleihen.

Sonnenbrille

- Eine Sonnenbrille ist ganz besonders wichtig, denn Nordic Walking ist ein Outdoor-Sport, die Augen sind ständig meist über einen längeren Zeitraum dem hellen Tageslicht oder der Sonne ausgesetzt. Hinzu kommt, dass sich gerade unter den Stöcke-Fans viele Büromenschen tummeln, deren Augen ohnehin durch viele Stunden lange Bildschirmarbeit vorgeschädigt sind.
- Sonnenbrillen muss man mit Bedacht kaufen – unsere Augen haben es verdient. Sie dürfen hübsch aussehen, sollen aber kein reiner Modeartikel sein. Also beim Einkauf nicht gleich bedenkenlos zugreifen, nur weil die Gläser so schön blau spiegeln oder die Brillenfassung so originell geformt ist.
- Die Brille sollte 95 oder am besten 100 Prozent UV-Sonnenstrahlen absorbieren, sonst drohen Katarakt (grauer Star), Hornhaut- oder Netzhautdefekte. Im Sommer, wenn die Sonne hoch steht, oder auch am Wasser, wo Sonnenstrahlen reflektiert werden, können so genannte UVA- oder UVB-Strahlen bis zu viermal stärker auftreten als normalerweise. Alle Langzeitsportler, auch Marathonläufer oder Fahrradfahrer müssen ihre Augen deshalb besonders gut schützen.
- Die Sonnenbrille sollten Sie in einem guten Fachgeschäft kaufen. Fragen Sie nach möglichst 100-prozentigen Strahlenschutz – gekennzeichnet ist er durch Begriffe wie »100 Prozent Protection« oder »100 Prozent Schutz« oder auch »UV-400-geschützt« bzw. auch

Tipp

Eine Trinkflasche muss unbedingt dabei sein. Beim Outdoor-Sport verbraucht der Körper viel Flüssigkeit, die wieder zugeführt werden muss. Der Fachhandel bietet Flaschen mit zugehörigem Gürtel an, den man sich umschnallt und der einen raschen Griff zur Flasche ermöglicht.

»UV-Schutz bis 400 nm«. Brillengestell und Gläser müssen schlagfest und mit dem so genannten CE-Zeichen der EU-Sicherheitsnorm versehen sein – wichtige Vorbeugung bei einem möglichen Sturz aufs Gesicht. Dies gilt speziell auch für Kinder.

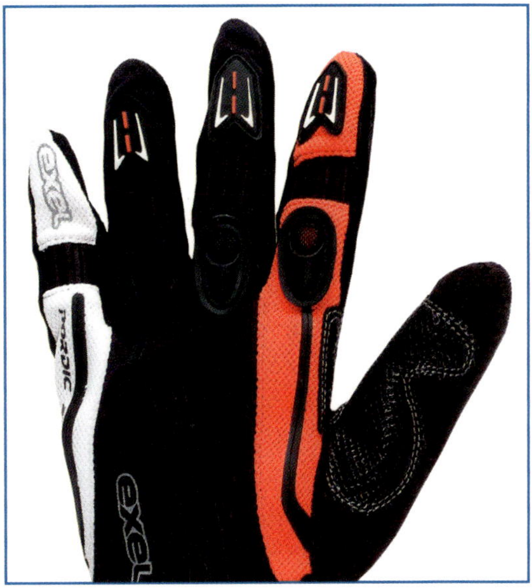

Praktisch & hilfreich: Nordic-Walking-Handschuhe.

- Plastikgläser sind empfindlich und schneller verkratzt. Wer in einer Sonnengegend, wie z. B. im Urlaub in südlichen Ländern, seinem Nordic-Walking-Sport nachgeht, sollte sich für dunklere Gläser entscheiden und vielleicht auch eine Sonnenbrille auswählen, die rundherum Schutz bietet, also auch vor seitlich einfallenden Strahlen. Bei normalen Lichtverhältnissen wie bei uns in Mitteleuropa aber bieten helle Gläser den gleichen Schutz wie dunkle.
- So genannte photosensitive Arzneimittel (etwa für die Behandlung von Schuppenflechte oder anderen Hautkrankheiten) machen nicht nur die Haut, sondern auch die Augen empfindlicher gegen UV-Strahlen. Besprechen Sie dies unbedingt mit Ihrem behandelnden Arzt.
- Kontaktlinsen bieten generell keinen UV-Schutz, es gibt aber auch solche Linsen, die UV-Licht absorbieren. Wer viel im Outdoor-Sport unterwegs ist, sollte vor dem Kauf seinen Augenarzt oder den Optiker befragen.

Lohnende Anschaffung: das Pulsmessgerät

Was fehlt noch? Jawohl, eine Pulsuhr! Mit ihrer Hilfe kann man den Puls überwachen und eine mögliche Überanstrengung vermeiden. So eine kleine Uhr am Handgelenk sieht richtig sportlich aus, ist aber vor allem nützlich. Von ihrer Anzeige lässt sich ablesen, in welchem Belastungsbereich man gerade dahinwalkt.

Bei den meisten Pulsmesssystemen wird der Herzschlag über einen Sensor an einem Brustgurt gemessen und an die dazugehörige Pulsuhr, die man am Handgelenk trägt, übermittelt.

Vor allem ehemalige Sportmuffel mit noch steifen Gelenken, ausgeleierten Muskeln und einem fragilen Kreislauf können unterwegs immer wieder einmal nachschauen, ob sie sich nicht überanstrengen. Der Pulswert zeigt die Schlagfrequenz des Herzes an.

- Wenn man beim Walken nur so dahintrödelt, sagt einem die Uhr, dass der Puls zu niedrig ist, um Muskelkraft zu tanken.
- Sind die Pulswerte zu hoch, wird der Kreislauf unnötig belastet, ohne dass sich dadurch höhere Trainingsergebnisse einstellen. Mit hohem Puls walken, bedeutet also nicht, dass Muskeln wachsen. Eher das Gegenteil ist der Fall.

So ein kleiner, elektronischer Pulszähler ist also mehr als nur ein sinnvolles Spielzeug.

So arbeiten Sie mit der Pulsuhr

Jeder Mensch hat aber seinen eigenen individuellen Kreislauf. Um den idealen Pulsbereich beim Nordic Walking herauszufinden, misst man morgens seinen Ruhepuls, am besten durch sachtes Aufsetzen der Fingerkuppe an die Halsarterie unterhalb des Kiefers oder aber auch an der Schläfe. 20 Sekunden lang den Puls zählen und mit 3 multiplizieren. Wer die Absicht hat, strapaziöseres Gebirgs-Walking zu betreiben, sollte die Bestimmung seiner Grenzpulswerte mit einem (Sport-)Arzt absprechen.

Die Pulsuhr piepst und mahnt, wenn mögliche Höchstwerte für eine körperliche Belastung überschritten werden.

Ansonsten ist alles ganz einfach: Pulsuhr an, Brustgurt umschnallen – und der kleine Transmitter im Brustgurt liefert die Werte unablässig sichtbar an die digitale Anzeige der Uhr. Bei Werten um die 120 bis 140 sind Sie im Allgemeinen gut im Programm. Pulsuhren lassen sich so einstellen, dass sie bei Überschreiten eines Grenzwertes piepsen, den Walker also mahnen, wieder zu seinen idealen Schrittwerten zurückzukehren.

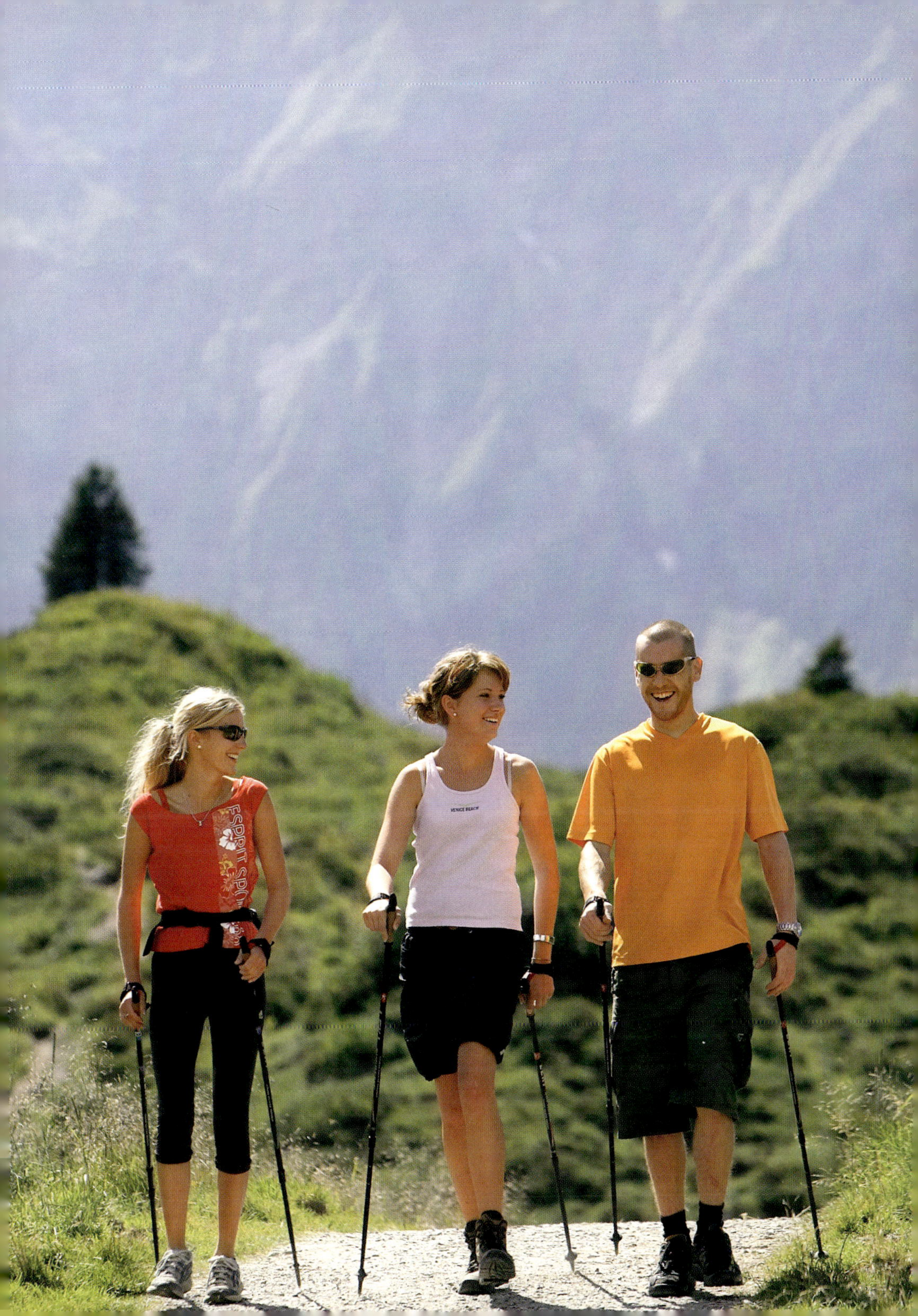
VENICE BEACH

Bevor es losgeht: erst richtig **aufwärmen**

Wenn die Gelenke vor dem Sport nicht ausreichend durchblutet und erwärmt sind, drohen Schmerzen, Entzündungen und Arthrose.

Nordic Walking ist ein Freizeitsport, der wie andere auch, Risiken einer Verletzung in sich birgt. Also nicht gleich die Stöcke zur Hand und sofort loswalken – da kann es im schlimmsten Fall zu Zerrungen oder Verrenkungen kommen. Weil Nordic Walking praktisch sämtliche Muskeln im Körper trainiert, müssen auch alle Muskeln, Sehnen, Bänder und Gelenke vorher durch spezielle Stretching- oder Dehnübungen elastisch gemacht und besser durchblutet werden.

Diese Übungen müssen sanft erfolgen, ganz ohne abrupte Körperbewegungen, ohne Springen, Hüpfen oder Reißen. Muskeln am besten bis zu einem Punkt dehnen, an dem man ein leichtes Spannungsgefühl empfindet, nicht weiter. Stretching und Dehnungsübungen dürfen nicht wehtun, sie dauern jeweils nicht länger als höchstens 20 oder 30 Sekunden. Danach sollte jeweils eine Pause erfolgen, ehe diese oder eine ähnliche sanfte Übung wiederholt wird. Das ganze Aufwärmen dauert etwa zehn Minuten lang.

Man atmet dabei tief ein. Bei jedem Ausatmen intensiviert man das Stretching. Vermeiden Sie also den Fehler, dass Sie etwa beim kräftigen Hochstrecken der Arme Richtung Zimmerdecke den Atem anhalten. Denn Muskeln brauchen Sauerstoff – gerade dann, wenn sie beansprucht werden.

Richtige Atemtechnik

Menschen atmen im Ruhezustand pro Tag etwa 25 000-mal ein und aus. Da muss die Lunge also ganz schön arbeiten. Mit Nordic Walking können wir unser fleißiges Organ entlasten. Entscheidend dabei: Bei niedrigerer Atemfrequenz nehmen wir mehr Sauerstoff auf. Er ist bekanntlich wichtig, weil er in unseren Mitochondrien (den nur bakteriengroßen Brennkammern in unseren Zellen) für das Verbrennen von Glukose und Fett zu Zellenergie benötigt wird. Stoffwechsel und Durchblutung kommen so erst richtig in Schwung.

Fitness-Papst Dr. Ulrich Strunz empfiehlt, das Ausatmen beim Nordic Walking auf jeweils drei Schritte zu verteilen, das Einatmen aber auf zwei Schritte zu verkürzen. Die ersten fünf Minuten sollte man eher gemächlich in diesem Drei-zu-zwei-Rhythmus atmen, danach das

Empfehlungen aus erster Hand: Dr. Ulrich Strunz, Internist, Triathlet und Bestsellerautor kennt sich beim Nordic Walking bestens aus.

Richtig atmen

Die meisten Menschen atmen schon im Ruhezustand zu flach, tanken somit mit jedem Atemzug zu wenig Sauerstoff.

▶ Eine gute und ganz einfache Übung: eine Hand auf den Bauch legen, die andere auf die Brust. Tief durch die Nase einatmen und den Bauch mit Luft füllen. Die auf dem Unterleib liegende Hand hebt sich dabei.

▶ Jetzt wird weiter eingeatmet, die Brust füllt sich nun ebenfalls mit Luft, die auf der Brust aufliegende Hand hebt sich jetzt auch.

▶ Nun erfolgt das Ausatmen durch den Mund. Dabei wird erst die Luft aus dem Bauch ausgestoßen, danach die Luft aus der Brust.

▶ Diese Übung mehrmals wiederholen. Möglicherweise fühlen Sie sich dabei ein wenig benommen oder benebelt. Dies kann ein gutes Zeichen sein, denn Sie sind es vielleicht gar nicht mehr gewohnt, sauerstoffreich zu atmen.

Beim Nordic Walking können Sie anschließend Ihre Atemtechnik perfektionieren. Immer daran denken: Ohne Sauerstoff kann in Körperzellen kein Fett zu Energie verbrannt werden und es können sich dementsprechend auch nur begrenzt neue Muskeln bilden.

Tempo mit dieser Atemtechnik langsam steigern, ohne dabei kurzatmig zu werden. Das Walken in sauerstoffreicher Umgebung, wie beispielsweise im Wald oder auf regenfeuchten Wiesen- und Feldwegen, unterstützt die wichtige Sauerstoffversorgung der Lunge und des gesamten Körpers.

Den Sauerstofftransport steigern

Frische tanken auf nassen Wiesen und im Wald, wo der Sauerstoffgehalt am höchsten ist.

In unserem Blut zirkulieren rund 35 Milliarden rote Blutkörperchen, von denen jedes wiederum rund 300 Millionen Hämoglobinmoleküle trägt, den roten Blutfarbstoff. Hämoglobin besteht aus dem Eiweißstoff Globin und dem so genannten Häm, das Eisen enthält. Hämoglobin nimmt in der Lunge Sauerstoff auf und transportiert ihn weiter zu den Zellen. Jedes rote Blutkörperchen schleppt dabei mehr als eine Milliarde Sauerstoffmoleküle. Trotzdem wiegt das gesamte Hämoglobineisen, beispielsweise im Körper einer 50 Kilogramm schweren Frau, nicht mehr als gerade einmal rund 1,1 Gramm. Wenn wir fleißig Nordic Walking betreiben, steigt sowohl die Anzahl der Hämoglobinmoleküle an, als natürlich auch die Gesamtfracht an Leben spendendem Sauerstoff in unserem Organismus.

Richtiges Stretching

Mit jeder Stunde, die wir vor dem Bildschirm oder dem Fernseher verbringen, verkürzen sich unsere Muskeln und verlieren an Flexibilität und Kraft. Aber auch Fitness-, Jogging- und Nordic-Walking-Fans müssen dafür sorgen, dass ihre Muskeln geschmeidig sind. Denn gerade nach einer Trainingsphase neigen Muskeln dazu, leicht zu verkrampfen und weniger flexibel zu sein. Deshalb werden Leistungssportler nach Training oder Wettkampf massiert oder sie lockern ihre Muskeln im warmen Entspannungsbad.

Besonders leicht versteifen Muskeln im Bereich der Hüften, des unteren Rückens. Auch die großen Muskeln und Sehnen, die sich in den Oberschenkeln bis zu den Knien hin erstrecken. Wenn diese Muskulatur nicht geschmeidig genug ist, verengt sich die Bewegungsfähigkeit der Gelenke – Verletzungen können die Folge sein. Der international berühmte »Aufwärm-Guru« Bob Anderson, dessen Buch »Stretching« alleine in den USA über vier Millionen Mal verkauft wurde, gibt folgende Tipps:

- Am wichtigsten ist das Aufwärmen aus den Waden heraus, die für die Blutzirkulation und damit für das Erwärmen aller Körpermuskeln eine bedeutende Rolle spielen.
- Ganz einfach vor eine Wand stellen, einen Fuß vorrücken, Arme ausstrecken und die Hände gegen die Wand drücken. Jetzt das Knie des vorgestreckten Beines absenken, dabei die Hüften langsam nach vorne bewegen. Wichtig: Die Ferse des hinteren, ausgestreckten Beines muss auf dem Boden aufliegen, der untere Rücken durchgedrückt sein. In dieser Haltung zehn Sekunden lang verweilen, dann die Übung mit dem anderen Bein und danach wechselweise von Bein zu Bein wiederholen.

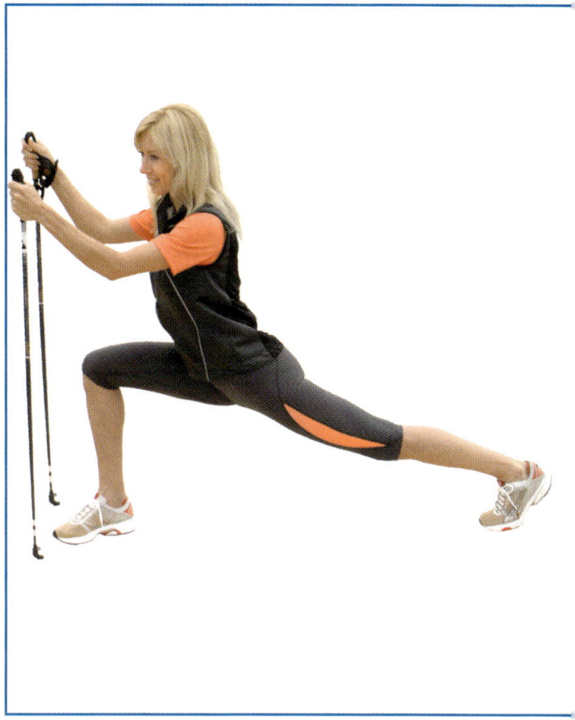

Stretching mit Stöcken ist gesund und macht Spaß.

Viele Freizeitsportler rennen oder walken am liebsten gleich los, ohne ihre Muskeln, Sehnen und Gelenke lange aufzuwärmen oder geschmeidig zu machen. Richtiges Stretching kann aber eine Art Sport ganz für sich alleine sein. Selbst Sportmuffel oder Büromenschen sollten mehrmals am Tag ein paar Minuten opfern, um ihren Muskelapparat ein wenig in Schwung zu bringen.

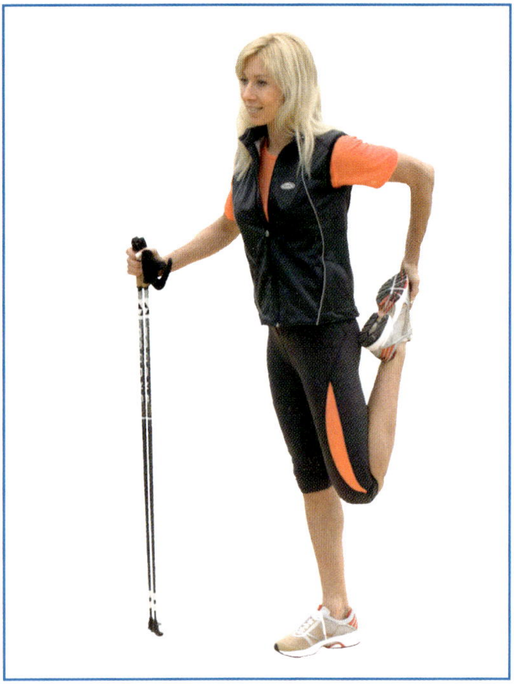

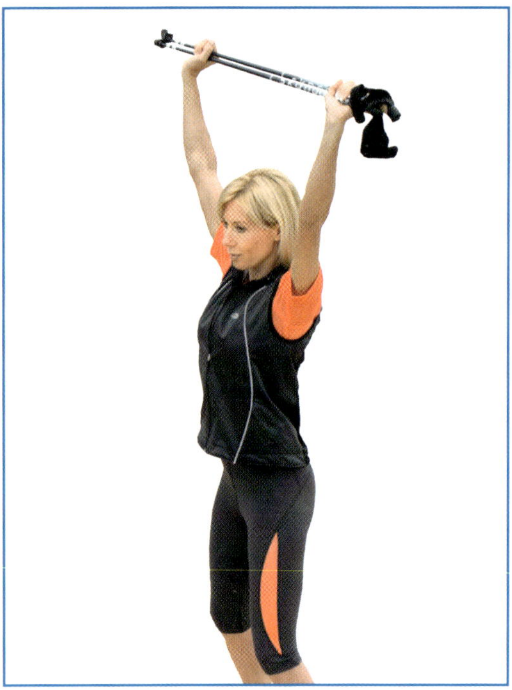

Vier wirksame Kurzübungen

Übung 1

Der so genannte Quadrizeps, der große Streckmuskel auf der Vorderseite des Oberschenkels, ist für eine straffe und jugendliche Körperhaltung von ganz besonderer Bedeutung.

▶ Um ihn zu kräftigen, stürzt man sich mit der rechten Hand auf den Stöcken ab, die linke Hand geht zum linken Fuß und zieht ihn bei aufrechtem Körper sanft am Rücken hoch, bis es leicht zieht.

▶ Die Übung mehrmals wechselseitig wiederholen.

Übung 2

Nacken und Schultern wollen natürlich auch von Ihrem Stretchprogramm profitieren und geschmeidig sein.

▶ Dazu ganz einfach die Stöcke weit fassen und die Arme so hoch wie möglich nach oben strecken, bis man ein leichtes Spannungsgefühl in Nacken und Schultern empfindet.

▶ Die Spannung etwa zehn Sekunden lang halten.

▶ Anschließend die Arme langsam wieder sinken lassen.

▶ Die Übung mehrmals wiederholen.

Übung 3

Brust- und Schultermuskeln dehnen und erwärmen ist ebenfalls ganz leicht.

▶ Aufrecht hinstellen, Beine leicht gespreizt, Stöcke weit gefasst nach oben strecken und den Oberkörper nach rechts dehnen.

▶ Die Spannung zehn Sekunden lang halten, dann die Arme langsam wieder sinken lassen.

▶ Die Übung zur anderen Seite wiederholen.

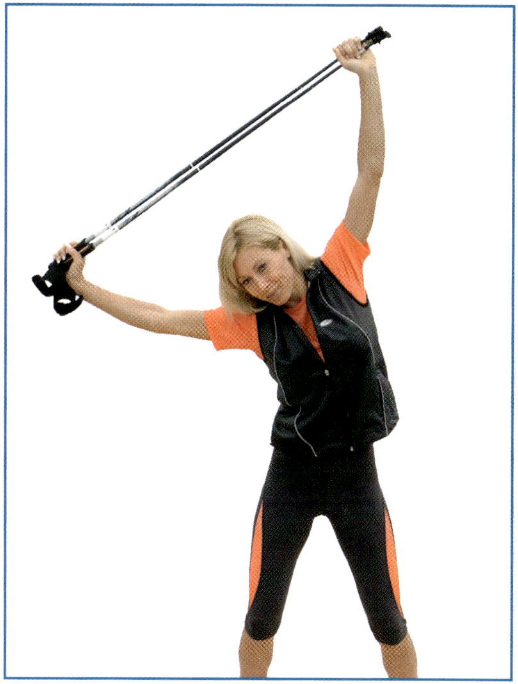

Übung 4

Die kräftigen hinteren Oberschenkelmuskeln lassen einfach dehnen.

▶ Aufrecht hinstellen und mit ganz gestreckten Beinen die Stöcke so weit wie möglich vor sich aufsetzen. Der Rücken bleibt dabei ganz gerade.

▶ In dieser Haltung so lange verharren, bis es ein klein wenig wehtut. Dann wieder aufrichten.

Tipp: Nach Dehn- oder Stretching-Übungen den Körper auflockern, Verspannungen in Armen und Beinen ausschütteln. Dadurch hilft man mit, dass Blut nicht gleich wieder in den großen Beinvenen versackt, sondern kraftvoll durch Körper und Gehirn zirkulieren kann.

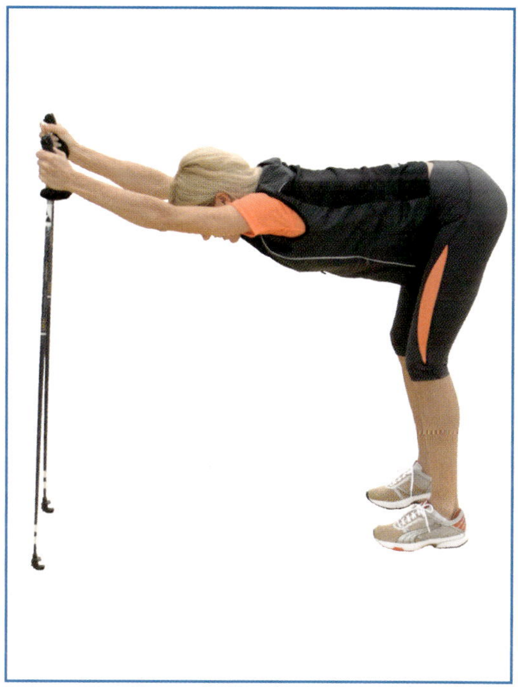

Check-up beim Arzt

Wie bei jeder anderen Sportart auch, die man dauerhaft ausführen möchte, sollte man vorher über seinen Gesundheitszustand Bescheid wissen. Ein Check-up gibt Auskunft über eventuelle Schwachstellen im Körper: Herz, Kreislauf, erhöhter oder zu hoher Blutdruck, Organfunktionen, Blutzucker, Cholesterin- bzw. Blutfettwerte, Knochenstärke, Zustand der Gelenke usw. Wenn man über 40 Jahre alt ist, sollte man sich seiner möglichen gesundheitlichen Risiken bewusst sein. Der Arzt wird womöglich ein EKG machen, um die Leistungsfähigkeit des Herzes zu überprüfen. Oder auch anhand eines Bluttests Laktatwerte messen, um festzustellen, bei welchem Walking-Tempo der oder die Betroffene die beste Trainingsleistung erzielt.

Ältere Menschen sollten gemächlich beginnen. Erst daheim aufwärmen, dann im flotten Spaziertempo ins Freie.

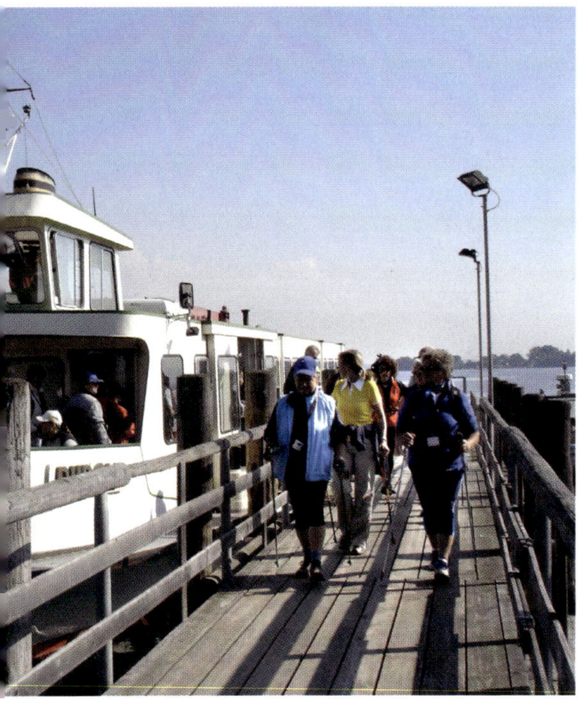

Tipps für Ältere

Wer über 65 Jahre alt ist und jetzt erst mit Nordic Walking beginnen möchte, sollte auf jeden Fall vorher zur Untersuchung gehen! Für die Altersgruppe der älteren Walker gilt:

- ▶ langsamer, bedächtiger ins Nordic-Walking-Abenteuer einsteigen;
- ▶ sich keine zu langen Strecken vornehmen;
- ▶ vorerst nicht über Steigungen oder Berge walken;
- ▶ und vor allem auch, größere Pausen einlegen.

Dann macht das Fitnesstraining mit den Poles auch im hohen Alter noch viel Spaß.

Perfekte Technik schnell erlernen

Auf den ersten Blick sieht diese Bewegungsart ganz einfach aus: Ein Mensch wandert dahin, bewehrt mit zwei Stöcken. Ein Sport also, bei dem großes Zubehör eher stört, man benötigt praktisch keinerlei Geräte, muss zur Ausübung keine schwere Tasche mitschleppen, braucht noch nicht einmal einen oder mehrere Partner, um überhaupt erst seiner Fitness-Leidenschaft nachzugehen, wie etwa beim Golf- oder Tennisspielen.

Wie in jeder anderen Sportart gilt auch bei Nordic Walking: Fehler vermeiden, damit es nicht zu Verletzungen kommt!

Trotzdem gilt:

▶ Bei Nordic Walking kann man so manches falsch machen.

▶ Der Einsatz der Stöcke, der Bewegungsablauf, das Setzen der Schritte müssen aufeinander abgestimmt sein.

▶ Je perfekter die Technik, umso effektiver ist der Trainingsgewinn für Muskeln, Sehnen, Gelenke und Kreislauf und mit umso kürzeren Trainingseinheiten baut man seine mentale oder körperliche Performance bzw. auch die Körperhaltung auf.

Anders als beim Golfspielen, Basketball, Bodenturnen oder Kajakfahren sind die Grundzüge der Nordic-Walking-Technik aber im Handumdrehen erlernt.

Vorbild Skilanglauf

Seinen Ursprung hat Nordic Walking (der Name sagt es bereits) in nordischen Ländern, wo vor allem im Winter oft erhebliche Strecken mit Langlaufski überwunden werden müssen. Das geschmeidige, raumgreifende Dahingleiten auf schmalen Brettern unter dem Einsatz der Stöcke, perfekt abgestimmt im stets gleichen Rhythmus von Arm- und

Beinbewegungen, ist Vorbild. Skilanglauf ist eine scheinbar mühelose Sportart, die dem natürlichen, kinetischen Bewegungsablauf der Tiere abgeschaut scheint: vorwärts gerichtet, dynamisch und unter dem Einsatz des gesamten Körpers. Was im Winter so viel Spaß macht, sollte auch im Sommer möglich sein – und so erfand die stets nach neuen Wegen suchende Sportartikelindustrie den »Brettllanglauf« für den Sommer: Skateboards oder auch schmale Bretter mit kleinen Rädern und Stöcke, mit deren Hilfe man sich vorwärts bewegt.

Weil Walking – mit oder ohne Stöcken – dem genetischen Bewegungsdrang entspricht, entwickelt es sich zum Volkssport für Jung und Alt.

Doch ähnlich wie der Skilanglauf mehr oder weniger auf gepflegte Loipen beschränkt bleibt, ist der Sommerlanglauf mit räderbewehrten Brettern auf Fahrwege beschränkt, die aus glattem Untergrund wie Asphalt oder Beton bestehen. Kaum mündet der Weg in einen holprigerdigen Feldweg, muss man sein Sportgerät bereits unter den Arm nehmen.

Erst mit Nordic Walking wurde ein Volkssport entwickelt, den man praktisch auf jedem Untergrund ausüben kann, im Flachen wie im Gebirge. Kein Wunder, dass ein Volkssport entstand, der von allen Altersgruppen ausgeübt wird und immer mehr Fans anlockt.

Nordic Walking – aber richtig

Den Bewegungsablauf, das Zusammenspiel von Armen, Beinen und Oberkörper, den steten Rhythmus hat man schnell heraus. Entscheidend sind fünf Bewegungseinheiten, die aufeinander abgestimmt sind und im Gesamtablauf harmonisch zusammenwirken:

- die Schritttechnik
- der Einsatz der Arme
- der Stockgriff
- der Rhythmus
- die Körperhaltung

Die Basisschritte können Sie ohne Stockeinsatz oder mit den von Gummipads gepolsterten Poles schon einmal daheim üben: auf dem

Das Wichtigste auf einen Blick

▶ Wichtig ist, die Schritte mit den Stockeinsätzen abzustimmen. Klingt kompliziert, ist aber ganz einfach.

▶ Schritt- und Stockeinsatz verlaufen überkreuz bzw. diagonal. Wenn das linke Bein vorne ist, ist der rechte Arm vorne – und umgekehrt. Diese kleine Grundtechnik kann man daheim auf dem Teppich auch schon ganz ohne Poles einüben.

▶ Oberkörper leicht nach vorne beugen und nicht versteifen, die Schultern müssen locker und entspannt sein. Im Rhythmus mit den Hüften schwingen sie beim Walking leicht und geschmeidig hin und her.

▶ Wenn der Fuß mit der Ferse aufsetzt, sticht der gegenüberliegende Stock ein. Die Schritte sind etwas länger als beim normalen Gehen, jedoch nicht so lange, dass das vorwärts schreitende Bein ganz durchgestreckt ist.

▶ Beim Walking nicht verkrampft nach unten auf den Boden schauen, sondern etwa fünf Meter weit nach vorne, weil sich sonst Oberkörper und Schultern verspannen.

Die allerersten Schritte und Bewegungsabläufe kann man daheim auf der Terrasse oder auch auf dem Wohnzimmerteppich einüben.

Balkon, der Terrasse, im Garten oder sogar im Wohnzimmer. Dann treten Sie nicht völlig unvorbereitet ins Freie. Nach der ersten Trainingsrunde durch den Stadtpark oder über ein paar verschlungene Waldwege fühlen Sie sich dann bereits wie ein angehender Profi.

Der richtige Stockgriff

Am Nordic-Walking-Stock ist eine breite Schlaufe angebracht, in die Sie die Hand schieben. Mit dem Klettverschluss schließt sich diese schmale Handmanschette fest um Handgelenk und Unterhand. Die Hand öffnet und schließt sich beim Walking bei jedem Schritt um den

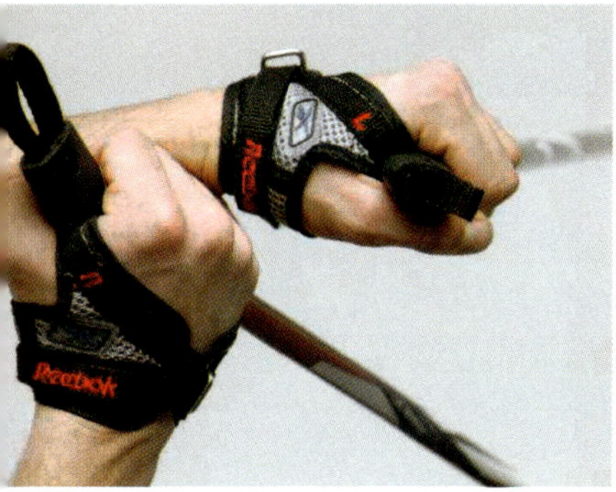

Die Stöcke fest im Griff – mit der richtigen Passform geht's.

Griff, greift also fest zu und lässt dann wieder locker. Diese pumpartige Bewegung kräftigt einerseits die Unterarmmuskulatur, andererseits stimuliert sie aber auch die Durchblutung.

Deshalb muss sich die Hand leicht, rasch und angenehm um den Griff schließen können, wobei die Handkante Halt in der Schlaufe findet. Darauf sollte man bereits beim Einkauf des Stockes achten. Also lieber erst einmal im Fachgeschäft mehrere Griffvarianten ausprobieren. Denn jeder Mensch hat unterschiedlich große und verschieden geformte Hände. Sie müssen bei der Auswahl auf jeden Fall das Gefühl haben: »Ja, diesen Stock habe ich gut und fest im Griff.«

Der Stockeinsatz

Die Poles müssen beim Walking eng am Körper bewegt werden, Arme also nicht weit vom Körper abspreizen – sonst drohen Verletzungen. Wenn der linke Fuß mit der Ferse vorne aufsetzt, wird der rechte Arm locker mit nach vorne geführt. Er ist angewinkelt und sticht bei fest geschlossenem Handgriff in den Boden ein. Der Arm drückt sich nach hinten durch, während sich der Körper nach vorne schiebt. Wenn die stockführende Hand hinter der Hüfte liegt, drückt sie sich ab, der Arm schwenkt locker und weit nach hinten aus. Dabei löst sich die Hand, der Stock schwingt nun mit locker gelöstem Griff und leicht angewinkeltem Arm nach vorne, um erneut in den Untergrund eingesetzt zu werden.

Den wechselseitigen Stockeinsatz hat man nach kurzer Zeit heraus, im geschmeidigen Ablauf der Nordic-Walking-Bewegung pendelt er sich als natürliches Voranschreiten von alleine ein: rechter Arm und linkes Bein vor, dann linker Arm und rechtes Bein vor. Der Stockabdruck des Armes erfolgt stets gleichzeitig mit dem Abdrücken des gegenüberliegenden Beines. Daraus entwickelt sich die einzigartige Rhythmik dieser Sportart aus Zug-, Druck- und Schwungphase.

Der rhythmische Ablauf

In der Theorie und nach gedruckter Anleitung liest sich Nordic Walking ein wenig kompliziert. Aber es ist alles ganz einfach – keine Sorge. Sie haben also Ihre Sportschuhe an und die Hände schon unternehmungslustig in die Schlaufen Ihrer beiden Poles geschoben. Bis jetzt haben Sie noch nichts falsch gemacht. Stellen Sie sich nun ganz entspannt hin, Schultern locker, nicht verkrampft, den Blick optimistisch nach vorne gerichtet. Und dann kann's auch schon gleich losgehen mit der Anfangsphase.

Die Anfangsphase

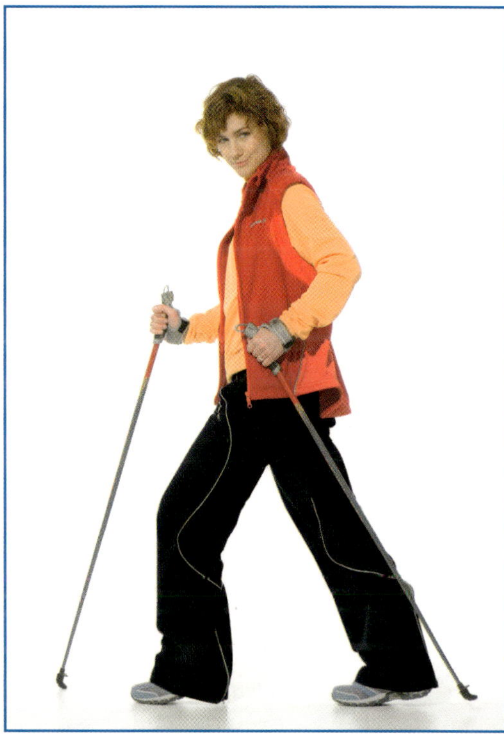

Die Anfangsphase

Setzen Sie leicht vorgebeugt den linken Fuß und den rechten Stock nach vorne, den Arm im Ellenbogen leicht angewinkelt. Stechen Sie den Stock etwa in der Mitte zwischen dem linken und dem rechten Bein ein. Jetzt üben Sie Druck auf diesen Stock aus, während der linke freie Arm mit dem Stock weit nach hinten ausschwingt. Das hintere Bein ist schön gestreckt. Der Druck auf den eingestochenen Stock erhöht sich, während sich das Körpergewicht mehr und mehr nach vorne verlagert. Der hintere Fuß hebt sich über die Zehen vom Boden ab und bewegt sich nun nach vorne.

Die Zugphase

In der Vorwärtsbewegung werden die beiden Stöcke eng am Körper geführt. Jedes Schlenkern oder unkontrollierte Herumfuchteln kostet Kraft und stört die rhythmische Balance.
Der Körper wird jetzt mit mittlerem Druck nach vorne gezogen, bis sich der Stockgriff nahe der Hüfte befindet. Der freie Stock schwingt währenddessen locker nach vorne, das linke Bein schreitet nach vorne aus und setzt leicht angewinkelt mit der Ferse auf.

Nordic Walking ist rhythmisches Gehen und Dahingleiten. Das Gefühl dafür hat man recht schnell gewonnen.

Die Druckphase

Der linke Stock wechselt jetzt vom Körperzug auf Druck nach hinten. Hierbei entsteht eine Dynamik, die für den Anfänger noch vergleichsweise locker ausgeführt und mit zunehmendem Training mehr und mehr intensiviert werden kann. In der Einheit von Zug- und Druckphase, dem Ineinandergleiten dieser beiden Kräfte entsteht das unvergleichliche harmonische Gefühl des freien Dahingleitens, das kaum eine andere Sportart in dieser Vollendung bietet.

Wenn der Arm mit dem Stock nach hinten durchgedrückt und keine weitere Druckausübung mehr möglich ist, öffnet sich die Hand leicht in der Stockschlaufe. Nun setzt der gegenüberliegende Stock vor dem Körper ein, erneut setzen Ferse und Stock überkreuz auf dem Boden auf. Gleichzeitig mit dem Abdrücken des Beines erhöht sich der Zug- und danach der Schubdruck über den Stock. Auf diese Weise geht es dann Schritt für Schritt weiter.

Wichtig dabei: das nach vorne ausgreifende Bein vor und beim Aufsetzen nicht ganz durchdrücken – sonst drohen Verletzungen. Den Körper leicht nach vorne beugen und die Stöcke stets eng am Körper führen. Nach und nach stellt sich auf diese Weise automatisch eine ganz natürliche Koordination der Schrittbewegungen ein.

Beim Abdrücken des hinteren Stockes vom Boden erfolgt der abschließende Schub mit der leicht geöffneten Hand gerade noch über

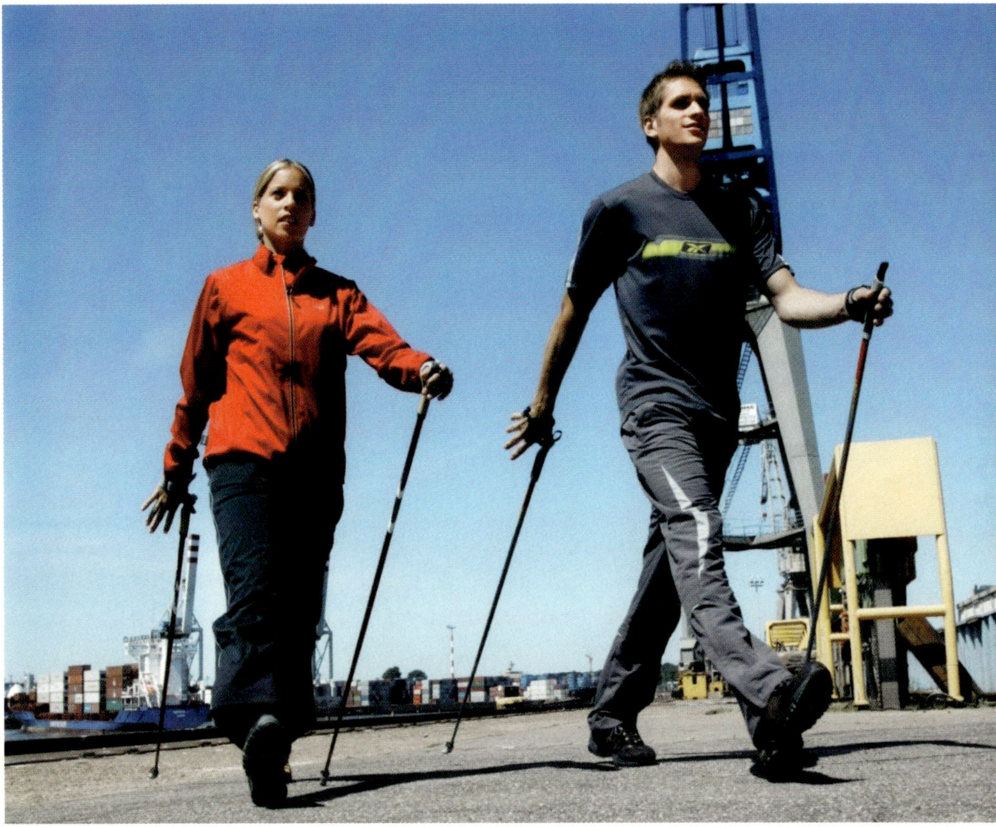

die Stockschlaufe. Beim Vorwärtsgleiten können sich die Hand- und die Unterarmmuskulatur dann bereits wieder erholen.

Die Druckphase

Wenn es bergauf geht

Beim Nordic Walking den Berg hinauf werden Muskeln natürlich mehr strapaziert und der Trainingseffekt ist entsprechend größer als in der Ebene. Der Oberkörper wird dabei etwas stärker nach vorne gebeugt, bei steilerem Gelände empfehlen sich aus diesem Grund auch etwas

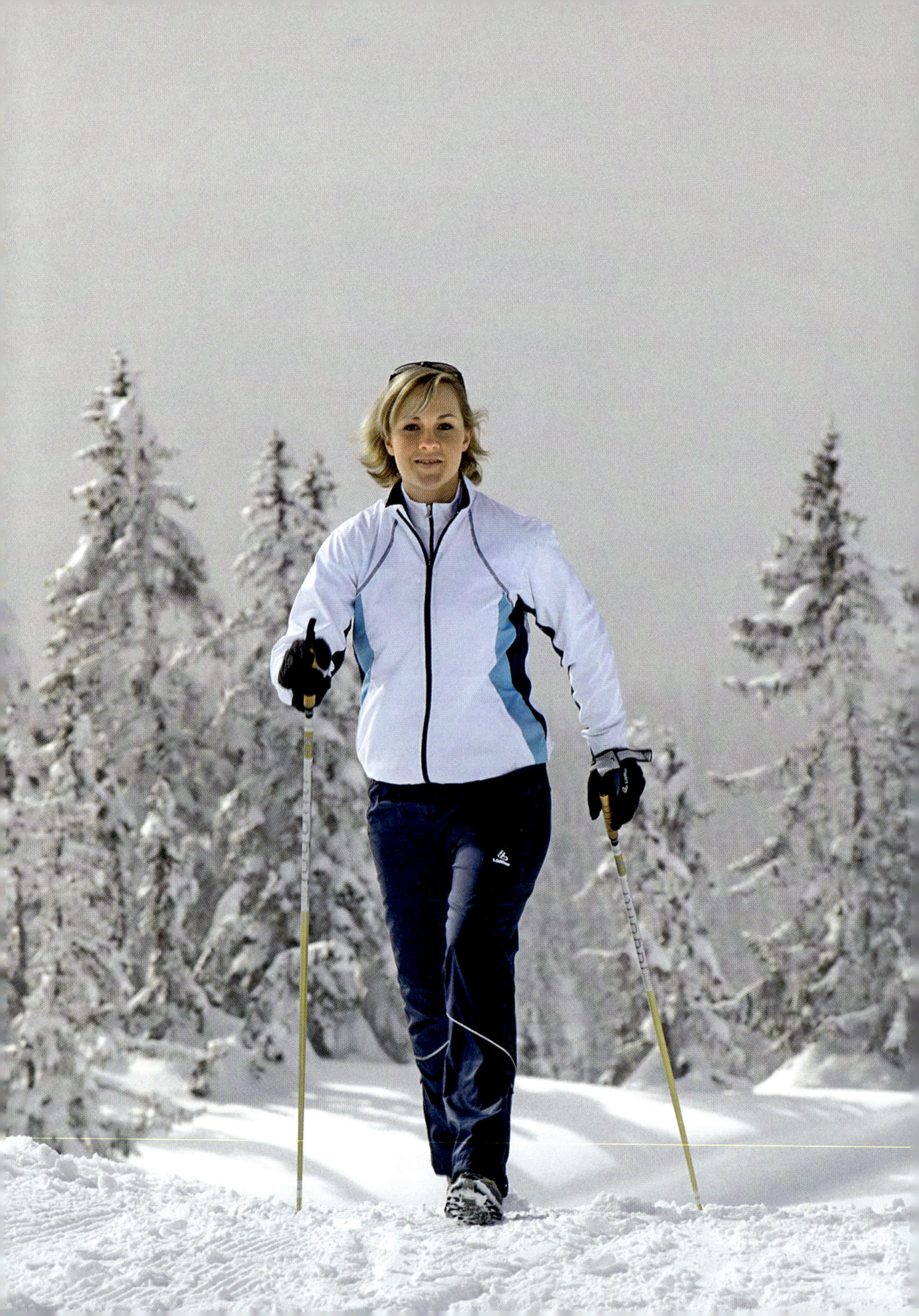

kürzere Stöcke. Wer viel in hügeligem Gelände unterwegs ist, für den eignen sich möglicherweise verstellbare Teleskop-Poles. Die Regel lautet: bergauf kürzere, bergab längere Stöcke verwenden. Mit ihrer Hilfe werden die Gelenke entlastet und mögliche Stöße können besser abgefedert werden.

Nordic Walking als Winterspaß

Bei Schnee und Sonnenschein braucht ein Nordic-Walking-Fan auf seinen Lieblingssport nicht zu verzichten. Dann heißt es eigentlich erst recht: Poles zur Hand – und raus in die frische Winterluft. Diese ist über dem Schnee besonders sauerstoffreich und demnach gesund. Nach einem Ausflug in die verschneite Landschaft kehrt man vitalisiert und gut durchblutet heim.

Nordic Walking wird mehr und mehr auch zum Wintersport, nachdem die Sportartikelindustrie Stöcke mit Schneetellern entwickelt hat.

Schneeschuhlaufen mit Stöcken als Alternative

Darauf hat sich die Sportartikelindustrie natürlich auch schon eingestellt – und einen neuen Begriff geformt: »Nordic Snowshoeing«, was so viel bedeutet wie »Nordisches Schneeschuhlaufen mit Stöcken«, kerngesundes Schneewandern oder -stapfen mit speziellen Poles. Sie verfügen über großflächigere Teller, die nach dem Vorbild normaler Skistöcke nicht im Schnee versinken. Der Handel bietet Stöcke an, deren Pads rasch gegen Teller austauschbar sind. Ein Griff – und aus Sommer-Poles für Wiesenwege werden Winterstöcke für den vergnüglichen Freizeitspaß im Schnee.

Auf gewalzten oder glatt getretenen Wegen genügen Trekking- oder Winterstiefel, in die man zum Ausflug ohnehin schlüpft. Wen das romantische Abenteuer in die weiße Wildnis lockt, für den gibt es Schneeschuhe, die man unterschnallt. Sie sind leicht, bestehen aus hochwertigen Materialien wie Kunststoffen, Neopren und Aluminium. Versehen sind sie mit kleinen Krallen, die bei ansteigendem oder vereistem Gelände dafür sorgen, dass man nicht ab- oder ausrutscht.

Gute Walking-Poles sind zwar nicht billig, aber sie halten lange und lassen sich leicht vom Sommergerät auf Winterverhältnisse umstellen.

Die zehn wichtigsten Tipps für perfektes Nordic Walking

▶ Sportschuhe und Nordic-Walking-Stöcke im guten Fachgeschäft nach entsprechender Beratung kaufen.

▶ Gesundheitszustand berücksichtigen, gegebenenfalls beim Arzt oder der Ärztin einen Check-up machen lassen.

▶ Bevor es dann mit Nordic Walking richtig losgeht, den Körper mit Dehn- und Streckübungen aufwärmen.

▶ Der Oberkörper bleibt beim Walking aufrecht, ist nur in der Hüfte leicht geknickt.

▶ Stöcke stets dicht am Körper halten.

▶ Beim Vorwärtsschreiten das Bein nicht ganz durchstrecken, sondern leicht gebeugt halten.

▶ Immer locker und entspannt gehen, der Oberkörper schwingt dabei angenehm rhythmisch mit.

Immer schön locker und entspannt: Sonst verkrampfen die Muskeln und das Walking wird beschwerlicher.

▶ Den Fuß bei leicht gebeugtem Knie mit der Außenseite der Ferse aufsetzen und über die gesamte Fläche der Schuhsohle weich abrollen.

▶ Der Blick ist etwa fünf Meter weit nach vorne gerichtet.

▶ Eine Pulsuhr mit Herzfrequenzmesser meldet Ihnen mit einem Piepton, wenn Sie zu schnell walken – das Tempo dann entsprechend ein wenig drosseln.

Zehn Fehler, die Sie beim Nordic Walking vermeiden sollten

▶ Machen Sie keine zu kurzen Schritte. Nordic Walking ist raumgreifend, es erfordert einen langen Schritt.

▶ Setzen Sie aber beim Ausschreiten den Fuß nicht mit gestrecktem Bein auf, sondern es soll leicht gebeugt ein.

▶ Schlenkern Sie nicht mit den Stöcken herum und führen Sie sie eng am Körper.

▶ Die Arme nicht zu kurz nach hinten ausschwingen, sondern richtig lang lassen.

▶ Nehmen Sie sich für Ihre ersten Trainingseinheiten keine zu langen Strecken vor. Auch Nordic Walking kann strapaziös werden. Anfangs auch nicht unbedingt täglich trainieren, lieber einmal eine Pause von einem oder zwei Tagen einlegen.

▶ Meiden Sie möglichst harten Untergrund wie Asphalt oder Beton, auch wenn Sie weiche Gummi-Pads auf die Stockspitzen aufgesetzt haben.

▶ Nicht ohne die obligatorische Trinkflasche loswalken. Der Körper verliert viel Flüssigkeit, die ersetzt werden muss.

▶ Nicht verkrampfen. Gehen Sie so locker und beschwingt wie möglich. Das macht mehr Spaß und der Trainingseffekt ist besser.

▶ Nicht zu schnell walken, sondern so, dass Sie sich immer noch ohne zu keuchen unterhalten könnten.

▶ Vorsicht beim Bergabgehen. Die Stöcke müssen das Körpergewicht abfangen, damit Muskeln, Sehnen, Bänder und Gelenke nicht zu sehr belastet werden.

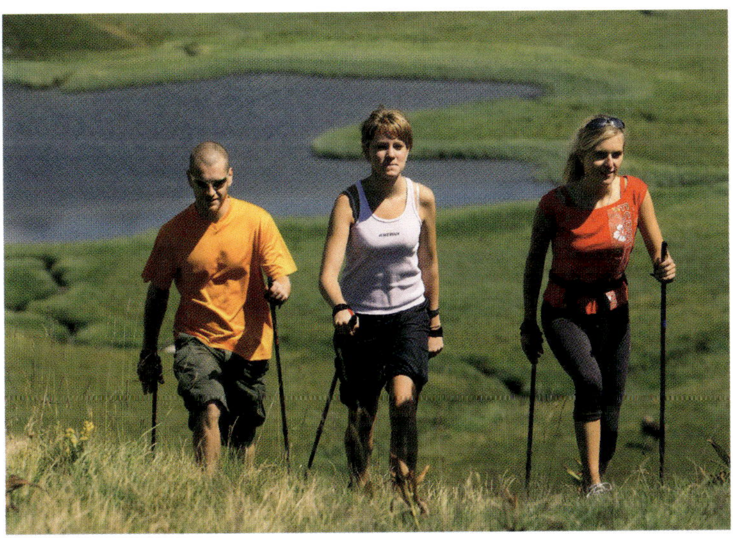

Frohen Herzens durch die Landschaft walken – am besten in der Gruppe!

Das Nordic-Slim-
Ernährungsprogramm

- *Abnehmen im Sprinttempo*
- *Special: Es gibt kein »böses« Cholesterin*
- *Lipolytische Lebensmittel für die Figur*

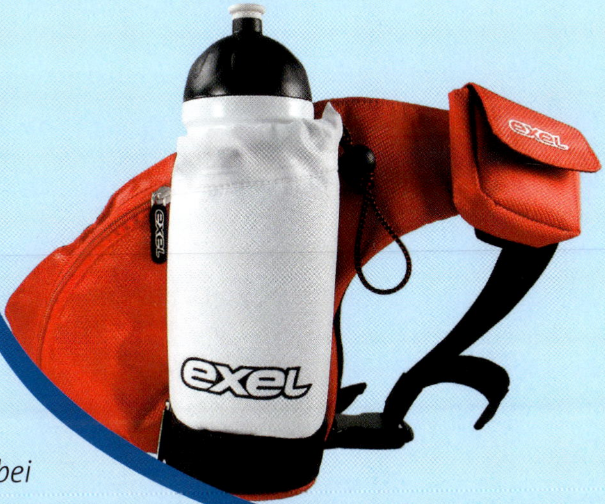

Nordic Slim bedeutet nicht nur Körpertraining in freier Natur, auch die Ernährung muss dabei stimmen. Erlaubt in diesem Ernährungsprogramm sind alle naturbelassenen Lebensmittel, vor allem Obst, Gemüse und Vollkornprodukte. Denn sie machen gleichzeitig schlank und stärken die Körperzellen durch Vitalenergie.

Abnehmen im Sprinttempo

Jeder Mensch hat sein individuelles Idealgewicht. Mit Nordic Walking lässt es sich am schnellsten wiedergewinnen.

Kaum ein Mensch trägt gerne Übergewicht mit sich herum oder ist gar dick oder fettleibig. Lästige Schwabbelpfunde stehen dem Lebensglück auch oft genug im Weg: bei der Partnersuche, bei einem Vorstellungsgespräch beim Personalchef, bei geselligen Wanderungen oder anderen Freizeitvergenügungen. Hinzu kommt noch, dass mit Übergewicht meist auch gesundheitliche Risiken verbunden sind: ein erhöhter Blutdruck, zu hohe Cholesterinwerte, angegriffene Gelenke, Kurzatmigkeit und eine Reihe anderer Beschwerden und Erkrankungen. Deshalb steht auf der Wunschliste aller Übergewichtigen das Schlankwerden ganz oben, meist an allererster Stelle.

Die Bemühungen, zur Idealfigur zurückzufinden, sind aber fast immer einseitig. Entweder man vertraut den Versprechungen einer Schlankheitsdiät mit dem Verzicht auf Kalorien oder bestimmte Lebensmittel. Oder aber man versucht, die Extrapfunde mit Sport loszuwerden, beispielsweise durch Abstrampeln auf dem Mountainbike, durch schweißtreibende Besuche im Fitness-Studio oder durch stundenlanges Joggen.

Garantiert Pfunde loswerden

Nordic Slim ist vielleicht die erste perfekte Kombination von Bewegung und Ernährung, die optimale Abspeckerfolge verspricht. Eine neue Lebensform, in der sich die lipolytischen (Fett schmelzenden) Mechanismen in unserem Körper auf ideale Weise vereinen. Speckpolster an Bauch, Hüften, Po und Oberschenkeln haben da kaum noch eine Chance:

▶ Ein spezielles Ernährungsprogramm zielt auf die Adipozyten (Fettzellen) und befreit Triglyzeride vorwiegend aus dem Bauchspeck.

▶ Das erfrischende Walken mit den Poles in freier Natur multipliziert die Fettschmelze bis zum Vierfachen.

▶ Andererseits aktiviert Nordic Walking den Stoffwechsel über rund 90 Prozent unserer Muskeln.

▶ Eine Fett schmelzende Ernährung kräftigt die Muskeln und unterstützt den Abbau überschüssiger Fettpolster.

Die Verbindung von Ganzkörpertraining und einer Ernährung mit ausschließlich naturbelassenen Lebensmitteln ist ein Garant für dauerhaftes Schlankwerden.

Sauerstoff und Muskeltraining aktivieren den Stoffwechsel in allen unseren Körperzellen.

In jedem von uns steckt ein schlanker Mensch

▶ Dies hat die Natur genetisch in uns einprogrammiert. Das Schlankheitsprinzip ist ganz einfach: Der Zellstoffwechsel (speziell in den Muskeln) verbrennt Fett zu Energie, die uns im Alltag vital und tatkräftig macht. Wenn aus der Nahrung mehr Fett gewonnen als benötigt wird, speichert der Organismus den Überschuss in den Adipozyten. Auf diese Weise bleiben wir Menschen – und natürlich ebenso die Tiere – auch in Hungerszeiten (über-)lebensfähig. Wird Zellenergie benötigt, holt sie sich der Stoffwechsel einfach aus den vorhandenen Speicherdepots.

▶ Wenn wir einen hohen Energiebedarf haben, wird nicht nur das Nahrungsfett (z. B. in Fleisch, Wurst, Käse) als Energierohstoff in Fettzellen eingespeist. Unsere Leber kann auch aus Kohlenhydraten Triglyzeride herstellen, genau genommen aus Glukose, den kleinsten Bausteinen der Kohlenhydrate. Sowohl ein Zuviel an Fettmolekülen als auch ein Zuviel an Glukose landet also letztlich im Fettgewebe.

▶ Im Ruhezustand verbleibt dieses Extrafett im Bauchspeck. Wenn wir im Fernsehsessel sitzen und Kartoffelchips knabbern, werden also eher noch mehr Fettmoleküle gespeichert. Unter Stress aber werden

Stresshormone wie z. B. Adrenalin, Noradrenalin und Glukagon setzen Triglyzeride aus Fettzellen frei – um sie in den Mitochondrien zu verbrennen.

dem Fettgewebe Triglyzeride entzogen, weil der Organismus dann ja mehr Energie für die Stressbewältigung aufbringen muss. Stressaktive Hormone bzw. andere Substanzen gibt es in unserem Körper eine ganze Reihe, wie beispielsweise Noradrenalin, Adrenalin, Glukagon, Schilddrüsenhormon, Wachstumshormon, Cortisol und noch etliche andere. Sie alle helfen mit, Fett abzubauen, damit es zu Energie umgewandelt wird.

Die Natur hat also ein reiches Instrumentarium für die Fettschmelze in jeden von uns eingebaut. Wir müssen es lediglich nutzen! Die beste Möglichkeit dafür bietet Nordic Slim, die einzigartige Kombination von lipolytischer (Fett schmelzender) Ernährung und körperlicher Aktivität. Wer Sport treibt und sich falsch ernährt, wird ebenso wenig schlank wie jemand, der sich gesund ernährt, aber keinen Schritt zu Fuß tut.

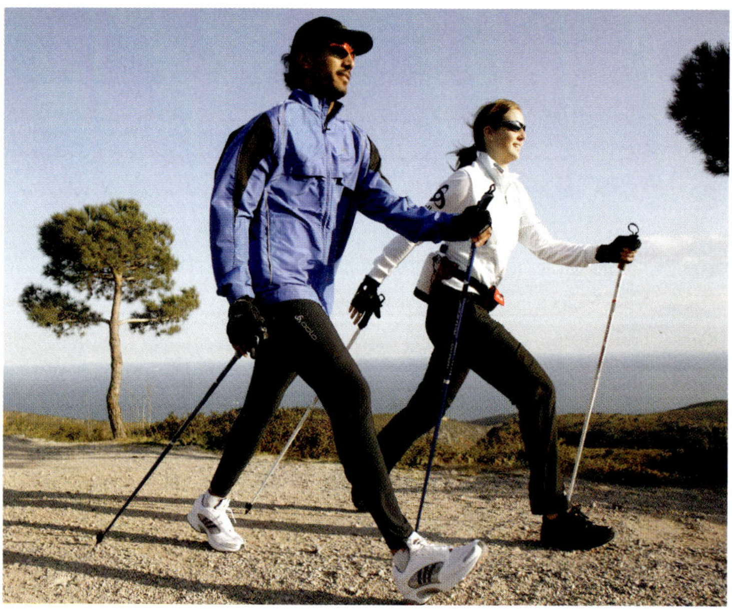

Nordic Walking ist der ideale Partnersport.

Warum Süßes dick macht

Naturbelassene pflanzliche Kost ist reich an komplexen Kohlenhydraten, die meist in Form von so genannten Polysacchariden verknüpft sind, in denen sich Dutzende, Hunderte oder gar Tausende kleiner Glukoseteilchen miteinander verbinden. So z. B. in Getreide, Naturreis, aber auch in Obst und Gemüse. Wenn wir solche Nahrung zu uns nehmen, dauert es eine Weile, bis sie im Darm ganz zu Glukose abgebaut wird. Diese Moleküle strömen dann durch feine Kanälchen in der Darmschleimhaut ins Blut, hier werden sie fortan als Blutzucker bezeichnet. Komplexe Kohlenhydrate sorgen also für einen steten Zustrom von Glukose ins Blut und somit auch für einen stets gesunden Blutzuckerspiegel.

Ein physiologisch gesunder Blutzucker ist Voraussetzung für optimale Muskeltätigkeit und außerdem eine wichtige Energienahrung fürs Gehirn.

So kommt der Speck auf die Hüften

Ganz anders verhält es sich, wenn wir Süßes essen oder trinken bzw. auch helle Mehlprodukte und Teigwaren wie Weißbrot, Brötchen, Nudeln sowie weißen polierten Reis konsumieren. Die darin enthaltenen Kohlenhydrate sind schnell löslich, Schalen, Keimling und andere Bestandteile sind bereits industriell abgetrennt. Kaum im Darm angelangt, werden diese Glukosemoleküle dann quasi im Eiltempo ans Blut abgegeben.

Die Folge: Der Blutzuckerspiegel steigt stark an. Unsere Körperzellen decken jetzt ihren Sofortbedarf an diesem Blutzucker. Was nicht benötigt wird, landet in der Leber und wird hier zu Triglyzeriden umgeformt, die als Fett in Speicherdepots landen, vornehmlich im Bereich von Bauch und Hüften.

Weil überschüssiges Fett ebenfalls gehortet wird, wirkt sich die Kombination von Fettem und Süßem in der Nahrung natürlich besonders verhängnisvoll für unser Körpergewicht aus, wie beispielsweise süße Sahnetorten, fette Schweinebraten mit Colagetränken oder ein fettreiches Salamibrötchen mit Limonade.

Das Insulindilemma

Von ganz alleine gelangen Nährstoffe wie Fett, Eiweiß oder Glukose nicht in die Körperzellen hinein, dazu brauchen sie das Bauchspeicheldrüsenhormon Insulin, das sie gewissermaßen huckepack nimmt und an Rezeptoren, kleinen Landepforten, in die Zellen hineinschleust. Deshalb wird Insulin auch oft als anaboles, also aufbauendes Hormon bezeichnet. Solange die Insulinwerte im Blut hoch sind, öffnen Zellen quasi hungrig wie Nestküken ihre Schnäbel, um z. B. Fettmoleküle aufzunehmen. Fettzellen geben in diesem Aufnahmezustand aber kein Fett frei. Bei erhöhten Insulinwerten kann man noch so viel Sport treiben – Triglyzeride aus Speckpolstern werden deshalb noch lange nicht abgeschmolzen.

Süßes und süße Getränke bringen den Blutzuckerspiegel durcheinander, sie sorgen für anhaltend zu niedrige Werte. Dies macht müde und nervös.

Bei gesunder Ernährung ist dies kein Problem, denn dann sind die Insulinkonzentrationen im Blut nicht zu hoch. Auch der massenweise Verzehr von Fett und Eiweiß, also etwa von fettem Fleisch, von Wurst oder Hackfleisch, führt zu keinem erhöhten Ausstoß von Insulin aus der Bauchspeicheldrüse. Ganz anders aber verhält es sich mit den schnell löslichen Kohlenhydraten in Süßem, süßen Getränken und hellen Mehlprodukten.

Wer nur hin und wieder einmal sündigt – da eine Tafel Schokolade oder dort ein Teller Pesto-Spaghetti und anschließend ein Tiramisu – braucht sich keine Sorgen zu machen. Verhängnisvoll aber kann es sich auswirken, wenn der Konsum von Süßem und hellen Mehlprodukten zur Gewohnheit, im Extremfall sogar zur Sucht wird.

Der Blutzucker muss stimmen

Wenn es immer mehr Nachschub an Glukose ins Blut gibt, die Bauchspeicheldrüse womöglich immer weniger Insulin produziert und die Zellen auch immer weniger Insulin bzw. Glukose aufnehmen (siehe Kasten Seite 67), bahnt sich eine Zuckerkrankheit (Diabetes mellitus) an. Bei nüchtern gemessenen Werten über 120 mg/dl (Milligramm Glu-

Wenn Insulin zum Feind wird

- An schnell löslichen Kohlenhydraten gibt es im Darm nicht mehr viel zu verdauen, sie werden deshalb sofort ans Blut abgegeben, die Blutzuckerwerte steigen also steil an. Als Antwort darauf schrillen im so genannten Pankreas, der Bauchspeicheldrüse, die Alarmsirenen. Das nur etwa 80 Gramm schwere Organ produziert jetzt in höchster Eile Insulin und gibt dieses Hormon ebenfalls ans Blut ab. Die Insulinmoleküle nehmen ihre kleinen Glukosegeschwister an der Hand und schleusen sie in Zellen ein. Daraufhin sinken die Blutzuckerwerte wieder rasch ab.
- Wenn sich dieser Vorgang mehrmals oder gar oft wiederholt, wird die Bauchspeicheldrüse extrem belastet. Das ständige Auf und Ab der Blutzuckerwerte nötigt sie zu einer exzessiven Produktion und Freisetzung ihres Hormons, dem sie auf Dauer nicht gewachsen ist.
- Auch alle unsere Körperzellen sind genetisch darauf programmiert, stets nur gemäßigte Blutzuckerwerte zu verwerten – in einem so genannten Referenzbereich von etwa 85 bis 105 Milligramm Glukose pro Deziliter Blut (mg/dl). Auf dauerhaft erhöhte Konzentrationen von Glukose und Insulin im Blut reagieren sie irgendwann mit einem Schutzmechanismus: Sie bauen Insulinrezeptoren, also »Andockstellen« für das Hormon, an ihren Membranhäutchen ab und nehmen nur noch begrenzte Mengen an Insulin und Glukose an.
- Wissenschaftler sprechen dann von einer Insulinresistenz. Die Folgen können verheerend sein: Den Zellen fehlt die lebenswichtige Glukose, der Motor allen Lebens in den Zellen. Noch bedrohlicher aber ist der so genannte Diabetes mellitus Typ 2, der früher als Altersdiabetes bzw. Alterszucker bezeichnet wurde. Insulin und Glukose, zwei eigentlich kraftspendende Moleküle, werden zum Feind unserer Gesundheit.

Die Ausschüttung des Hormons Insulin nach dem Genuss von Süßem bedeutet für unsere Bauchspeicheldrüse enormen Stress.

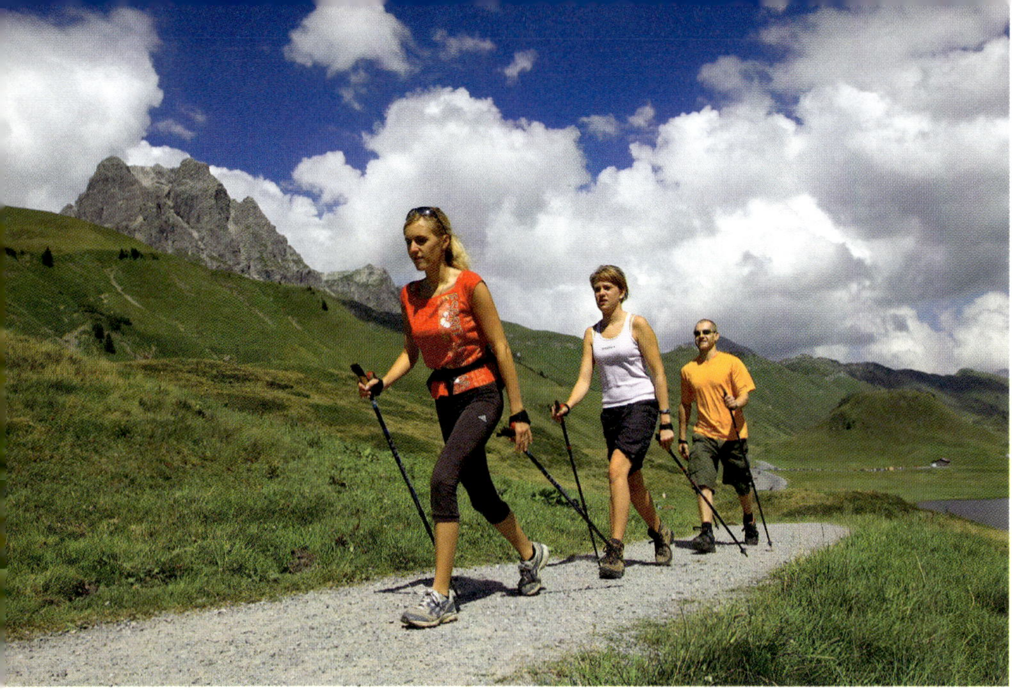

Mit zwei Stöcken viel Lebensfreude tanken.

kose pro Deziliter Blut) wird es bereits bedenklich, zumal der schleichende Diabetes mellitus oft unerkannt bleibt. Es gibt Menschen mit Glukosewerten von 600 mg/dl und mehr, deren Blut dick und süß wie Sirup ist.

Jedes Glukosemolekül bindet drei Moleküle Wasser. Nordic-Walking-Training baut Muskelmasse auf, Muskeln reichern dann nicht nur Eiweiß an, sondern sie speichern auch mehr Glukose – und dementsprechend viel Wasser, was sie gesund und üppig aussehen lässt. Glukose im Blut aber entzieht Zellen und Gewebe Wasser. Erste Warnzeichen sind übermäßiger Durst und Sehschwäche – unsere Augen enthalten schließlich viel Wasser.

Je mehr Glukose im Blut und je anhaltender diese bedrohliche Fehlregulierung anhält, desto verheerender sind die Folgen: Die überschüssige Glukose bindet auch im Blut viel Wasser, dadurch steigt das Blutvolumen an – und zwangsläufig der Blutdruck. Auch den Nieren fehlt Wasser, es kann zu Nierenversagen kommen. Weil das jetzt dickflüssige Blut in den unendlich feinen Kapillaren (den kleinsten Gefäßen) stockt, kommt es zu Kreislaufproblemen aller Art.

Wie Nordic Slim helfen kann

Mit Nordic Walking und gesunder Ernährung kann man einer solchen Entwicklung vorbeugen, einen bereits bestehende leichten Diabetes aber auch auf normale Werte regulieren. Entscheidend für Trainingserfolge und fürs Abspecken ist, die Blutzuckerwerte im physiologisch gesunden Referenzbereich zu halten. Das Motto: einfach nur beim Nordic-Slim-Ernährungsprogramm mitmachen – dann regeneriert und verjüngt sich der Organismus in kurzer Zeit.

Wie Muskeln und Fettzellen zusammenwirken

Das Prinzip ist ganz einfach: Fettzellen steuern Triglyzeride als Rohstoff bei, den Muskelzellen zu Energie verheizen. Je mehr Muskeln aktiviert werden, desto mehr Fett wird verbrannt. Unser kräftigster Muskel ist der Herzmuskel, der bei entsprechender Ernährung und Bewegung ganz alleine einen Fettbauch abschmelzen kann. Der Herzmuskel braucht großkalibrige so genannte gesättigte Fettsäuren, die im Gegensatz zu der schnell verpuffenden Glukose, lang und anhaltend Energie liefern, ähnlich wie Briketts im Ofen.

Unser Herzmuskel ist der aktivste Fettfresser. Bei richtiger Ernährung potenziert er das Fatburning durch Nordic Walking.

Darin liegt für alle Übergewichtigen eine enorme Chance: Herzmuskel und andere Muskeln aktivieren – durch Bewegung, Sauerstoff und Nährstoffe. Nordic Walking ist dafür die ideale Sportart, weil es auf sanfte Weise den gesamten Körper in Schwung bringt, Stoffwechsel- und Verbrennungsraten erhöht, dabei das Herz aber nicht unnötig belastet. Es kann seiner eigentlichen Bestimmung nachkommen: mit weniger Schlägen mehr Blut durch den Kreislauf zu pumpen.

Neue Erkenntnisse

▶ Jede einzelne Herzmuskelzelle eines gesunden Menschen verfügt über etwa 200 000 so genannte Ribosomen, winzige Werkstätten, in denen Aminosäuren (Eiweißbausteine) zu Zellproteinen zusammengeknüpft werden. Rund 1000 Mitochondrien, die Energiebrennkammern, sorgen in einer solchen gesunden Muskelzelle dafür, dass die nötige Energie zur Verfügung gestellt wird.

Wenn Gene den Stoffwechsel drosseln, dann können zwangsläufig keine Fettmoleküle zu Energie verheizt werden.

▶ Bei Mangelernährung aber, wenn Vitamine, Spurenelemente, Eiweiß und andere Biostoffe fehlen, melden so genannte Stringent Factors (zu deutsch etwa: erzwingende Faktoren) den Genen in den Zellkernen, dass bestimmte Nährstoffe fehlen, wie etwa Vitamin B_6, Mangan, Eisen oder Magnesium, die allesamt für die Herztätigkeit unerlässlich sind.

▶ Daraufhin drosseln die Gene den Zellstoffwechsel. Grund dafür ist das einzigartige Sparsamkeitsprinzip der Natur, die möglichst kein einziges Nährstoffmolekül ungenutzt vergeuden möchte. So wie eine Hausfrau erst dann nach dem Kochbuch zu kochen beginnt, wenn alle Zutaten (wie vielleicht Butter, Fisch, Salz, Pfeffer usw.) auf dem Küchentisch ausgebreitet sind, beginnt die Herzmuskelzelle erst dann mit dem Aufbau eines Zellmoleküls, wenn die dafür erforderlichen Aminosäuren und Hilfsstoffe vorhanden sind.

▶ Bei einem entsprechenden Defizit aber sinkt die Anzahl der Ribosomen und der Mitochondrien sofort ab – und damit auch der Stoffwechsel in der Herzmuskelzelle. Erschwerend kommt hinzu, dass Mitochondrien, die kleinen Energieöfen, nicht immer gleich groß sind, sondern schwächer werden, je weniger sich der entsprechende Mensch bewegt und je ungesünder er sich ernährt.

▶ In Mitochondrien wird Glukose, aber auch Fett mit Hilfe von Sauerstoff zu Zellenergie verheizt. Je weniger Mitochondrien und je kleiner diese Brennkammern sind, desto mehr sinkt die Zellatmung durch Sauerstoff ab. Irgendwann kann es geschehen, dass das Herzgewebe dann nicht mehr ausreichend mit Sauerstoff versorgt ist und dann drohen Herzbeschwerden bis hin zum Infarkt.

Das Herz braucht besonders viel Sauerstoff, daher ist Bewegung an der frischen Luft so wichtig.

▶ Fehlernährung mit viel Fett und Süßem kann diese Entwicklung begünstigen, wenn sich oxidiertes (ranziges Cholesterin) zusammen

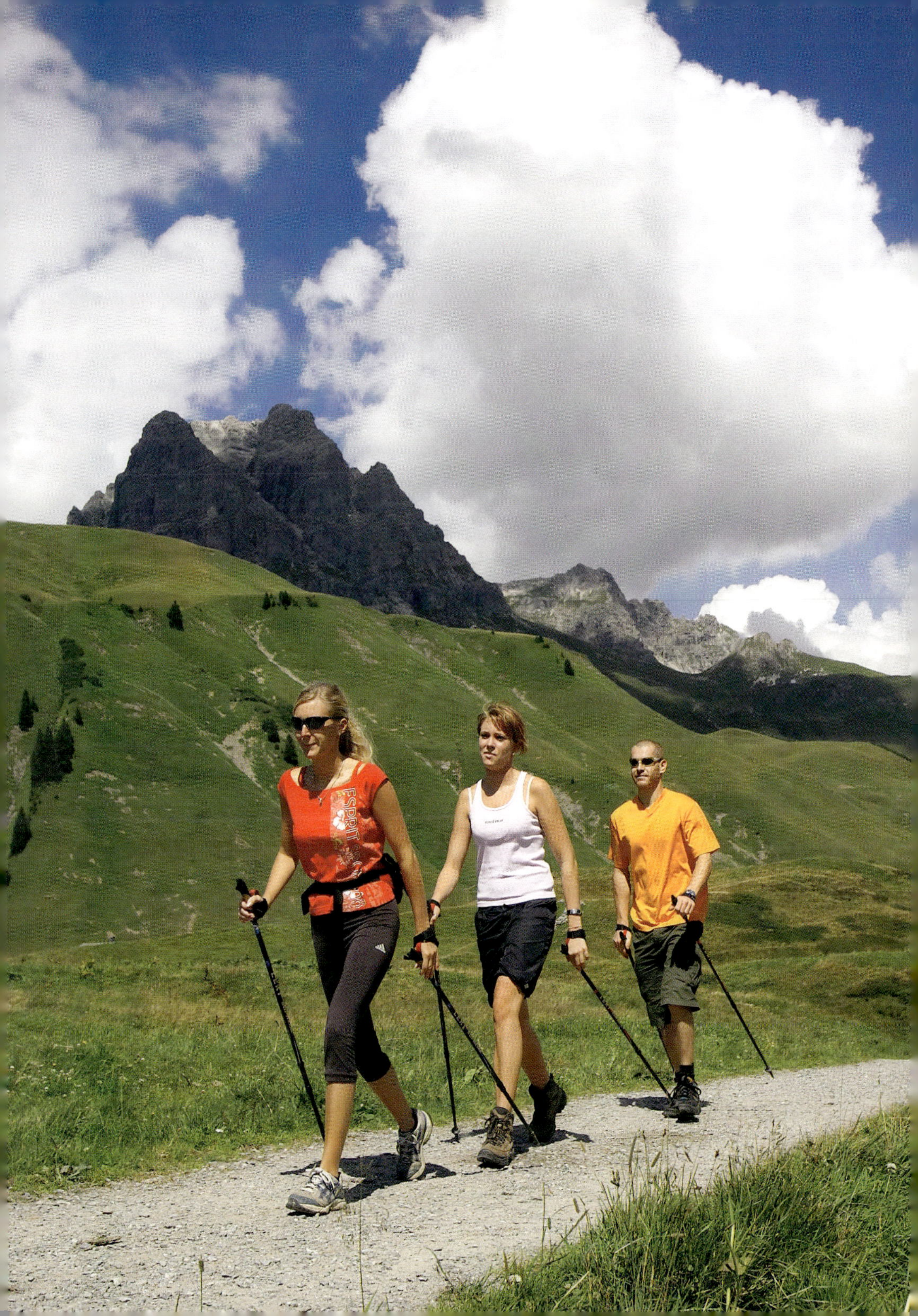
ESPRIT

mit anderen Substanzen in Herzgefäßen ablagert und diese Adern verengt. Auch Stress trägt als Nährstoffräuber dazu bei, er trägt außerdem – ebenso wie Kaffee, Nikotin oder eine zu salzreiche Kost – dazu bei, dass die Gefäße nicht mehr so durchlässig sind, was zu erhöhtem Blutdruck und somit zu einer Mehrbelastung des Herzes führt.

▶ Die Anzahl der Mitochondrien und Ribosomen steigt und fällt im Lauf eines Tages ständig, je nachdem, wie sehr wir unter Stress stehen oder wie wir uns ernährt haben.

Das Gesamtprogramm »Nordic Slim« baut Herzmuskelzellen auf und macht dieses Organ leistungsfähig. Die Folge: Wir fühlen uns fit, vital, entspannt und verjüngt.

Salz, Nikotin, Kaffee und Stress sind Nährstoffräuber. Sie entziehen dem Organismus wichtige Biostoffe.

Geheimnis Fettzelle

Die Adipozyten sind bis zu einem Millionstel Gramm leicht, können aber bis zum 200fachen aufquellen, wenn immer mehr Triglyzeride in sie hineingestopft werden. Wenn Babys zur Welt kommen, haben sie meist gleich viele Fettzellen. Wenn Kinder dann aber ungesund ernährt werden, vor allem mit viel Süßem und süßen Getränken, produziert ihr wachsendes Gewebe mehr Fettzellen. Schlanke Menschen haben manchmal nur 20 Milliarden Fettzellen, übergewichtige oder dicke Menschen bis zu zehnmal mehr.

Adipozyten sind alles andere als Depotsäckchen voller Fett. In ihnen herrscht ein ebenso reges Stoffwechselleben wie in jeder anderen Körperzelle auch. Sie enthalten sogar bis zu acht Prozent Wasser. Hormone und andere Faktoren aktivieren unablässig Lipogenese (Fetteinbau) und Lipolyse (Fettfreisetzung). Dabei funktioniert letztere erstaunlicherweise bis zu 4000-mal schneller als der Einbau von Triglyzeriden. Ist ja eigentlich auch verständlich: Der Einbau von Fett eilt meist nicht sonderlich, bei intensivem Stress aber müssen Fettzellen ihren Inhalt möglichst rasch freisetzen, damit insbesondere den Muskelzellen spontan reichlich Energierohstoff zur Verfügung steht.

Was vielen Übergewichtigen Probleme bereitet, sind die so genannten Prä-Adipozyten, noch leere Fettzellen, von denen selbst schlanke Menschen rund 50 Milliarden beherbergen. Sie stecken im Unterhautgewebe und enthalten nur jeweils den hundertsten Teil eines millionstel Gramms Triglyzeride. Sie sind von der Natur genetisch dafür vorgesehen, Fettreserven als Winterdepot zu speichern. Grizzly-Bären, Murmeltiere und andere Lebewesen füllen diese Zellen im Herbst auf, um in ihrer Höhle gut über den Winter zu kommen. Bären beispielsweise suchen gerade im Spätherbst intensiv nach Honig, weil die darin enthaltenen Zuckermoleküle den Einbau von Triglyzeriden in die Prä-Adipozyten beschleunigen.

Bei anhaltender Fehlernährung mit viel Süßem und Fett füllen sich auch bei uns Menschen diese eigentlich unnötigen Fettzellen nach und nach auf – ein Grund dafür, warum so mancher Zeitgenosse bis zu 80 Kilogramm oder mehr an Triglyzeriden speichern kann.

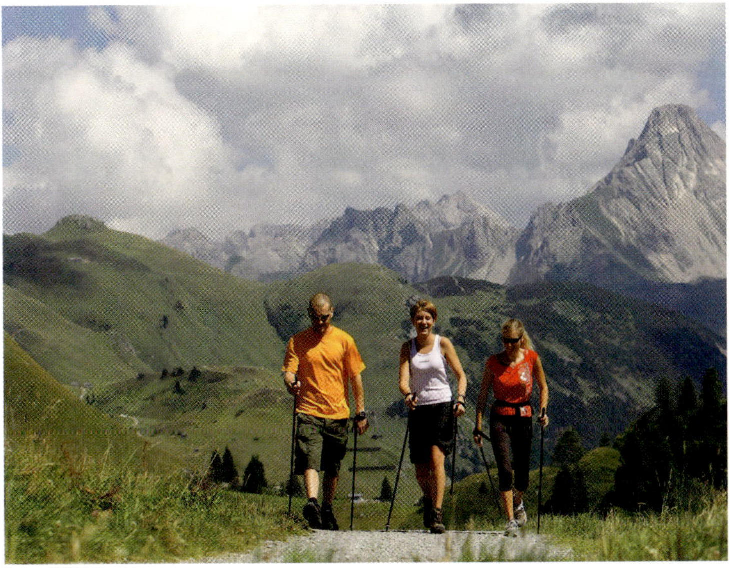

Körperfett abschmelzen – beim flotten Berg-Walking funktioniert's fast wie von selbst.

Fett ist nicht gleich Fett

Die Natur bietet uns in ihrem reichen Angebot an Lebensmitteln verschiedene Arten von Fettsäuren an. Manche von ihnen eignen sich als Speicherfett in Fettzellen und als Rohstoff für die Energiegewinnung in Muskelzellen. Dies sind gesättigte Fettsäuren, Basis für die Synthese von Triglyzeriden. Diese Fettmoleküle machen rund 98 Prozent unseres Körperfetts aus. Weil Muskeln auch beim Nordic Walking viel Energie benötigen, können gesättigte Fettsäuren gesund und nützlich sein. Ihr Anteil an den Gesamtfetten, die wir konsumieren, darf nur nicht zu hoch sein. Insgesamt gilt: Es gibt grundsätzlich kein ungesundes Fett – sonst würde die Natur es ja gar nicht herstellen.

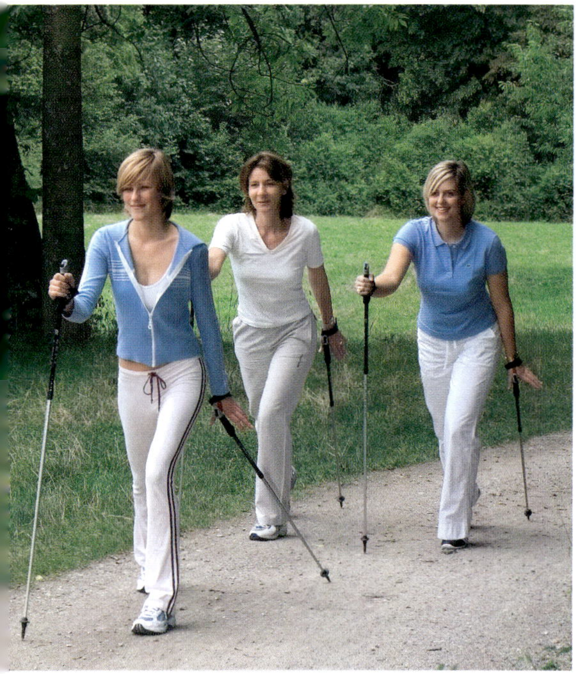

Gerade beim Nordic Walking benötigen die Muskeln viel Energie und das holen sie sich aus den Fettdepots.

Die restlichen zwei Prozent Fett in unserem Körper sind ungesättigte Fettsäuren. Sie sind zu kostbar, um zu Energie verheizt zu werden, sie werden sowohl im sensiblen Nervensystem, für die Produktion von Hormonen benötigt als auch, um Stoffwechselprozesse in Schwung zu bringen. Gesättigte Fettsäuren sind in tierischer Nahrung enthalten, vornehmlich in Fleisch, Hackfleisch, Wurst und Käse. Wir konsumieren deshalb zu viel von ihnen, weil sie in Kombination mit Salz so verführerisch schmecken.

Die ungesättigten Fettsäuren, wie die Omega-Fettsäuren, sind reich in Fisch und fettreichen Pflanzen konzentriert, wie z. B. in Avocados, Hülsenfrüchten, Nüssen, Oliven und Pflanzenölen. Diese hochwertigen Fettsäuren halten das Blut dünnflüssig. Tiere in eisigen Regionen wie Arktis oder Antarktis synthetisieren besonders viele von ihnen, damit ihr Blut selbst bei extrem niedrigen Temperaturen nicht gefriert. Die ungesättigten Fettsäuren zirkulieren in den Beinen von Pinguinen ebenso wie im Fleisch von Kaltwasserfisch wie Heilbutt, Dorsch, Kabeljau, Makrele oder Lachs. Meeresfisch aus kalten Regionen ist deshalb ein besonders gesundes Lebensmittel – speziell für Zeitgenossen, die mit Hilfe von Nordic Slim zu ihrer Idealfigur zurückfinden möchten.

Bringen Sie öfter einmal Meeresfisch auf den Tisch. Heilbutt, Lachs & Co. sind sehr reich an ungesättigten Fettsäuren.

Fett macht schlank

▶ Fettsäuren sind Kettenmoleküle aus Wasserstoff, Kohlenstoff und Sauerstoff. Sie können unterschiedlich lang sein. Kurzkettige Fettsäuren haben weniger als sechs Kohlenstoffatome, mittelkettige zwischen sechs und zwölf und langkettige Fettsäuren haben 14, 16, 18 oder noch mehr Kohlenstoffatome. Entscheidend dabei ist, wie viele Kohlenstoffatome jeweils mit Wasserstoffatomen »gesättigt« sind. Man kann sich die Fettsäuren wie ein Boot vorstellen, das eine Strickleiter hinter sich herschleppt, deren Sprossen jeweils zwei Kohlenstoffatome verbinden.

▶ Bei den gesättigten Fettsäuren sind alle Kohlenstoffatome gesättigt. Diese Moleküle sind deshalb im Stoffwechsel alles andere als lebendig oder reaktionsfreudig, ideal also, um als Fettreserven in Speckpolster eingebettet zu werden. Die häufigsten gesättigten Fettsäuren sind so genannte Stearin- oder Palmitinsäuren in Hackfleisch oder Fleisch, mit 16 oder 18 Kohlenstoffatomen in ihrer Molekülkette. Sie bergen enorm viel Energie, die beim Nordic Walking genutzt werden kann.

▶ Ganz anders dagegen die ungesättigten Fettsäuren: Ihnen fehlen Wasserstoffatome, sie sehnen sich nach einer Verbindung mit diesen Atomen – sie sind also sehr reaktionsfreudig und im Stoffwechsel springlebendig.

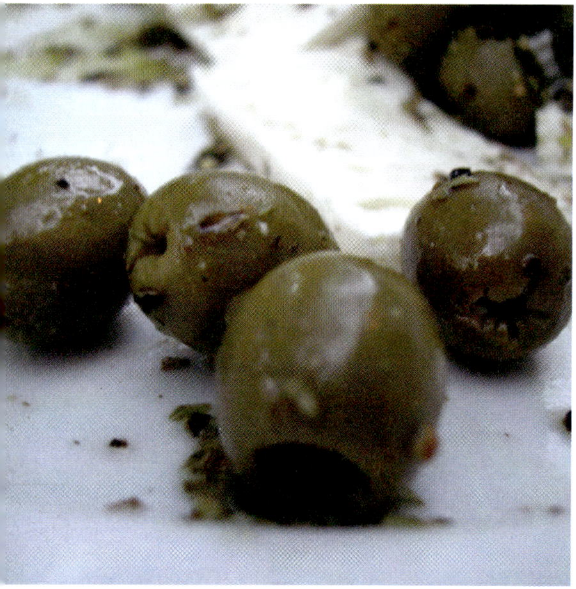

In Kräuter eingelegt Oliven sind ein köstlicher und zudem gesunder Snack.

Einfach ungesättigte Fettsäuren

Es gibt einfach ungesättigte Fettsäuren, die zwei Wasserstoffatome binden können. Sie sind vornehmlich in Oliven bzw. Olivenöl enthalten. Deshalb ist diese südliche Steinfrucht auch so gesund. Dass ihre Fettsäuren nur einfach ungesättigt sind, hat den Vorteil, dass Olivenöl einen höheren Rauchpunkt hat als andere, empfindlichere Pflanzenöle. Mit Olivenöl kann man also nicht nur seinen Salat köstlich anrichten, sondern auch bei nicht allzu großer Hitze braten und kochen, ohne dass die enthaltenen Fettsäuren oxidieren und zerstört werden.

Mehrfach ungesättigte Fettäuren

▶ Mehrfach ungesättigte Fettsäuren zählen zu den vollendetsten Molekülen, die die Natur hervorbringt, sie können vier oder noch mehr Wasserstoffatome fesseln. Deshalb sind sie für unseren Stoffwechsel noch wertvoller. Sie sind in Omega-3- und Omega-6-Fettsäuren enthalten, besonders reich in Kaltwasserfisch und allen fettreichen Pflanzensorten, z. B. Avocados. In vielen pflanzlichen Lebensmitteln stecken sie in den Schalen, die sie abdichten, so dass das Fruchtfleisch nicht austrocknet. Deshalb sollte man Äpfel, Birnen und anderes Obst nicht schälen, sondern die Schalen mitessen.

▶ Kostbare mehrfach ungesättigte Fettsäuren, wie beispielsweise EPA (Eicosapentoinsäure), eine Omega-3-Fettsäure mit 20 Kohlenstoffatomen, wirken ausgesprochen verjüngend auf einen eingeschlafenen Stoffwechsel.

▶ Doch es gibt eine Fettsäure, die allen anderen weit überlegen ist, gewissermaßen die Königin im Reich der Lipide: DHA (Docosahexanoinsäure), eine Omega-3-Säure mit 22 Kohlenstoffatomen – extrem verletzlich und extrem wertvoll in ihrer chemischen Zusammensetzung. Sie ist vor allem in Kaltwasserfisch enthalten.

▶ Die Säure DHA ist in die vielen hundert Milliarden so genannter Dendriten in unserem Gehirn eingelagert, die unendlich feinen Verästelungen zwischen den einzelnen Nervenzellen. Diese Fettsäuren ermöglichen es erst, dass wir uns freuen, uns verlieben und uns begeistern können. Ernährung bedeutet also nicht nur, dass wir satt werden, sondern Körper- und Nervenzellen mit besonders wertvollen Biostoffen anzureichern.

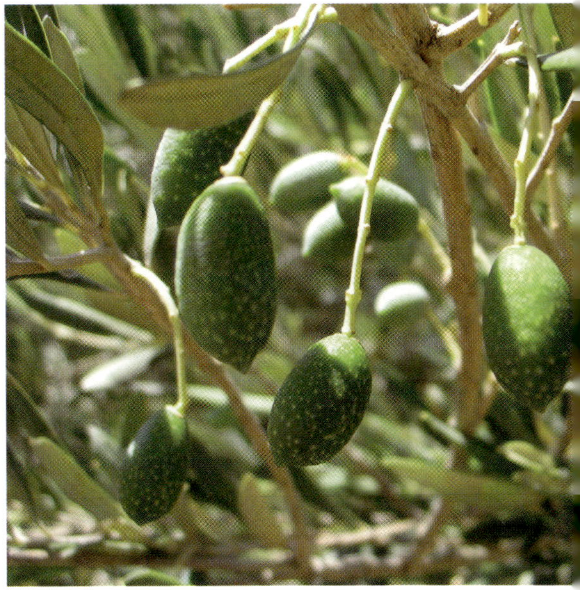

Kapern – ein Geschenk der Natur. Sie enthalten reichlich ungesättigte Fettsäuren.

Wissenswertes über Lipide

95 Prozent der Lipide (Fette) in unserer Nahrung sind Triglyzeride, die restlichen fünf Prozent teilen sich in Phospholipide und Sterole (wie z. B. Cholesterin). Triglyzeride sind Speicherfett bzw. Rohstoff für die Energiegewinnung.

Phospholipide bestehen vorwiegend aus wertvollen ungesättigten Fetttsäuren, sie sind Bestandteil der Schutzmembranen der Zellen, speziell der von Gehirn und Nerven. Ohne Phospholipide verlieren die Myelinscheiden, die Membranhäutchen der Nervenzellen, ihre Viskosität, ihren natürlichen Flüssigkeitsgehalt. Die Folge: Sie verkleben und die Übertragung von Nervenreizen wird dadurch beeinträchtigt.

Special: Es gibt kein **»böses« Cholesterin**

▶ Cholesterin ist eine fettähnliche Substanz, die – ebenso wie die Phospholipide (siehe dazu Seite 77) – lebensnotwendig ist. Wir nehmen sie mit der Nahrung auf, produzieren sie aber auch im eigenen Stoffwechsel selbst.

▶ Cholesterin wird außerdem genauso für den Aufbau der Schutzhüllen aller Zellen benötigt, zudem für die Synthese von Sexual- und anderen Hormonen, von Gallensalzen und Vitamin D.

Cholesterin ist für unsere Körperzellen lebensnotwendig – so z. B. für den Aufbau gesunder Zellwände.

▶ Etwa eine Stunde nach einer Mahlzeit steigen die Cholesterinwerte im Blut an und unsere Körperzellen decken ihren Bedarf an diesen wertvollen Substanzen.

▶ Alles, was die Natur hervorbringt ist gut und nützlich. Weil sich Cholesterin – wie jedes andere Fett – in Wasser bzw. Blut nicht auflöst, wird es in der Leber in eine Eiweißhülle verpackt. Auf diese Weise entsteht das so genannte LDL (»Low Density Lipoprotein« – deutsch: »Lipoprotein mit niedriger Dichte«). Es ist vollgestopft mit Cholesterin, denn die Zellen sollen schließlich damit gefüttert werden. Die niedrige Dichte entsteht dadurch, dass Fett leicht ist und sich nicht zu einer dichten Masse zusammenpressen lässt.

▶ Nachdem die Zellen ihren Bedarf gedeckt haben, muss überschüssiges, noch im Blut zirkulierendes Cholesterin zurückgeholt werden. Zu diesem Zweck versendet die Leber nun das HDL (»High Density Lipoprotein« – deutsch: Lipoprotein mit hoher Dichte). Diese Partikel sind nun reich an Eiweiß – und aufnahmefähig für Cholesterin. Sie nehmen ihre kleinen LDL-Geschwister an der Hand und führen sie zur Leber zurück, wo sie zu Gallensubstanzen abgebaut und in der Gallenblase gesammelt werden.

▶ Dieser Mechanismus funktioniert tadellos, solange die Leber ausreichend HDL versendet. Bei anhaltender Fehlernährung ist dies jedoch nicht gewährleistet.

▶ Was oft fehlt, ist Cholin, ein B-Vitamin, das unerlässlicher Rohstoff für die HDL-Verpackungshülle ist. Cholin ist besonders reich in Sojalezithin enthalten.

▶ Je weniger »gute« HDL-Cholesterin-Partikel die Leber aussendet, desto mehr baut sie an den Membranhüllen ihrer Hepatozyten, also der Leberzellen, Rezeptoren für Cholesterin ab – dies ist eine Schutzmaßnahme, damit sie selbst nicht durch übermäßige Konzentrationen an Cholesterin verfettet.

▶ Als Folge davon kann das vermeintlich »böse« LDL-Cholesterin nicht mehr ausreichend aus dem Blutkreislauf entfernt werden. Über Nieren und Blase wird es nicht ausgeschieden – sondern es zirkuliert weiterhin im Blut. Wenn nun aber über die Nahrung ständig weiterhin neues Cholesterin zugeführt wird, steigen die entsprechenden Konzentrationen im Blut immer mehr an.

▶ Dies kann sich bedrohlich auswirken, denn Cholesterin kann unter dem Angriff freier Radikale (aggressiver Moleküle) »ranzig« werden und sich als toter, nutzloser Stoff an den Innenwänden von Arterien ablagern. Damit keimt die Gefahr einer Gefäßverengung, einer Arteriosklerose – und natürlich möglicherweise die Bedrohung durch einen Herzinfarkt oder einen Schlaganfall.

Geflügelhaut ist eine wahre Cholesterinbombe. Menschen, die zu einem hohen Cholesterinspiegel neigen, sollten lieber darauf verzichten.

▶ Die schlimmste Cholesterinbombe ist übrigens Geflügelhaut, beispielsweise an einem lecker-knusprigen Grillhähnchen. Die Erklärung: In cholesterinhaltigen Hautzellen stimulieren Sonnenstrahlen die Produktion des lebenswichtigen Vitamin D. Geflügelhaut ist besonders dick – weil ja die Federn darin stecken. Deshalb ist sie auch besonders reich an Cholesterin.

So werden Sie zu viel Cholesterin wieder los

Mit Hilfe von regelmäßigem Nordic Walking und dem speziellen Nordic-Slim-Ernährungsprogramm lassen sich erhöhte Cholesterinwerte in idealer Weise abbauen.

Frauen werden anders dick als Männer

Frauen leiden mehr unter Übergewicht als Männer. Rund 74 Prozent aller Frauen über 40 erklären, dass sie mit ihrem Körpergewicht nicht einverstanden sind, sie würden zu viel wiegen. Bei Männern sind es nur 44 Prozent.

Bis zur Pubertät setzen gesunde Jungen durchschnittlich acht Prozent ihres Körpergewichts in Fett an. Mädchen bekommen ihre erste Menstruation meist erst dann, wenn 20 Prozent ihres Körpergewichts aus Fett bestehen. Frauen brauchen mehr Fett, denn ihr Körper soll ja später möglicherweise ein im Mutterleib wachsendes Baby polstern. Deshalb neigen sie mehr dazu, Körpergewicht anzusetzen. Um zu überleben genügt Männern ein Körperfettanteil von drei Prozent, Frauen brauchen schon wesentlich mehr – nämlich zwölf Prozent.

Das weibliche Geschlecht tut sich auch beim Abnehmen schwerer. Frauen setzen ihr Fett mehr im Bereich von Po und Oberschenkel an, wo es hartnäckiger in Adipozyten verbleibt und nicht so schnell freigesetzt wird, wie höher angesiedeltes Fett rund um den Bereich des Bauchnabels.

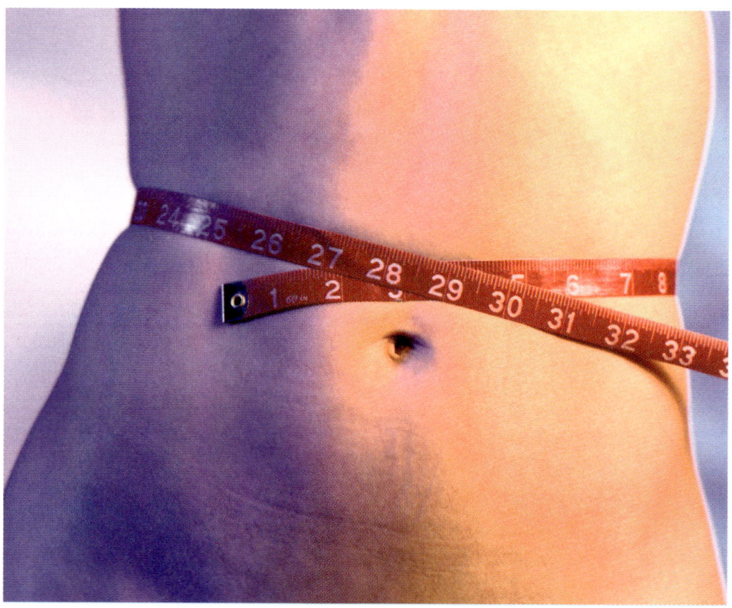

Bauchfett kann man leichter wieder loswerden als das Fett an Po und Oberschenkeln – daher tun sich Frauen mit der Gewichtsabnahme häufig recht schwer.

Fitness-Papst Dr. Ulrich Strunz: Das Östrogenproblem

- Übergewichtige oder dicke Frauen haben meist einen erhöhten Östrogenspiegel, weil auch das Fettgewebe dieses Hormon produziert. Die Folge: Sie nehmen immer mehr zu.
- Eine Sonderrolle spielt dabei das Eiweißmolekül Taurin, das der Stoffwechsel aus den beiden Aminosäuren Cystein und Methionin synthetisiert. Frauen mit Übergewicht leiden häufig unter einem Defizit an Taurin, weil Östradiol – das weibliche Geschlechtshormon – die Taurinsynthese in den Leberzellen drosselt.
- Das Besondere an Taurin: Der Eiweißstoff stimuliert die Hirnanhangsdrüse zur Produktion von Hormonen, speziell des Wachstumshormons, das ein bedeutender Fatburner ist.
- Das Rezept: Wenn mehr Aminosäuren zur Verfügung stehen – etwa durch ein gutes Eiweißkonzentrat –, kann der Stoffwechsel auch mehr Taurin herstellen.
- Bester Rohstoff für die Taurinsynthese sind Shrimps, Austern, Garnelen und mageres Fleisch.

Unsere Hirnanhangsdrüse ist nicht größer als ein Kirschkern – doch für das Fatburning spielt sie eine große Rolle.

Wunderwaffe Wachstumshormon

Dieses Protein aus unserer nur kirschkerngroßen Hirnanhangsdrüse ist der vielleicht wichtigste Schlankmacher der Natur sei Hunderten Millionen Jahren. Ihm verdanken es die Tiere in freier Natur – und auch unsere Kinder – dass sie morgens immer wieder schlank und energiegeladen aufwachen.

Das Wachstumshormon entsteht vorwiegend nachts. Etwa 70 Minuten nach dem Einschlafen synthetisiert die Hirnanhangsdrüse, die so genannte Hypophyse, große Mengen dieses Hormons und pumpt sie ins Blut. Das Wachstumshormon öffnet die Fettzellen und befreit daraus die Fettmoleküle, die dann in unseren Körperzellen zu Energie verheizt werden. In den Zellen regt das Wachstumshormon die Mitose, die Zellteilung, an und es arbeitet auch intensiv an der Reparatur und Verjüngung der Zellen mit.

Das Wachstumshormon wirkt demnach auf zweierlei Weise: als Beschaffer des Energierohstoffs Trigyzeride und beim Regenerieren des Gewebes. Wenn wir morgens vorm Badezimmerspiegel verjüngt aussehen, ist dies zum guten Teil der Wirkung dieses unvergleichlichen Hormons zu verdanken.

Dicken Menschen fehlt oft Vitamin C aus frischem Obst und Gemüse. Das haben Wissenschaftler in Studien festgestellt.

Das Problem vieler übergewichtigen Menschen: Wachstumshormon ist ein enorm großes, sperriges Protein, jedes einzelne Molekül besteht aus insgesamt 189 Aminosäuren. Unsere kleine Hypophyse muss nachts, innerhalb weniger Stunden, enorme Mengen dieser Moleküle synthetisieren, ehe dann gegen Morgen die Produktion allmählich abebbt.

Bei vielen übergewichtigen Zeitgenossen fehlt es ganz einfach am Rohstoff für die Produktion dieses Hormons. Hinzu kommt, dass für die Synthese des Hormons erhebliche Mengen Vitamin C als Enzymspender benötigt werden. Wissenschaftler haben Gehirne übergewichtiger verstorbener Patienten untersucht und herausgefunden, dass die Hypophysen oft viel zu wenig Wachstumshormon enthielten. Viele Menschen ab 50 Jahren produzieren fast überhaupt keines mehr.

Wachstumshormon selbst herstellen

Die Hirnanhangsdrüse stellt insgesamt acht Hormone her, davon in höchster Quantität das Wachstumshormon. Daran kann man ablesen, dass der Natur dieses Hormon auch besonders wichtig ist. Würde man eine solche Drüse zwischen Daumen und Zeigefinger ausquetschen, würde fast nur Wachstumshormon herausspritzen.

Abgesehen von den Nebennieren (die ebenfalls wichtige Hormone synthetisieren) hat die Hirnanhangsdrüse die höchsten Vitamin-C-Konzentrationen im Körper. Zellforscher wissen längst, dass überge-

Expertentipp

▶ Spätabends, unmittelbar vor dem Schlafengehen, ein Häppchen Eiweiß pur essen, ca. 30 Gramm Fisch, kalten Braten oder Hähnchenfleisch ohne Haut, Vegetarier können Tofu nehmen.

▶ Dazu den Saft von einer Zitrone trinken – aber nicht erhitzen, denn Hitze zerstört die kostbaren Vitaminmoleküle. Noch besser: Zitrone vierteln und das Fruchtfleisch herausbeißen, auch wenn es sauer schmeckt. Die im Fruchtfleisch enthaltenen Bioflavonoide (Pflanzenschutzstoffe) können die Wirksamkeit von Vitamin C bis zum 20fachen erhöhen. Sie schützen nämlich die selbst sehr verletzlichen Vitamin-C-Moleküle im Blutkreislauf vor Zerstörung durch freie Radikale.

▶ Der kleine Snack liefert der Hirnanhangsdrüse über Stunden hinweg reichlich Aminosäuren für die Synthese von Wachstumshormon, das im Zitronensaft enthaltene Vitamin C hilft bei der Produktion fleißig mit. Da läuft dann das nächtliche Fatburning auf Hochtouren.

Zitronen enthalten reichlich Vitamin C, dementsprechend sind sie natürlich ideal für die körpereigene Synthese von Schlankheitshormonen.

wichtigen, sehr dicken oder krankhaft fettleibigen Menschen oft dieser wichtige Nährstoff fehlt. Viele Zeitgenossen werden nur deshalb dick, weil sie praktisch ständig ein Defizit an Vitamin C haben – sowohl im Blut als auch im Gewebe. Beim Nordic-Slim-Programm spielen Eiweiß und Vitamin C deshalb eine besonders wichtige Rolle.

Fatburner Vitamin C

▶ Genau genommen schmelzen ja nicht Spinat, Kiwi, Tomaten oder Äpfel überschüssiges Körperfett ab, sondern die darin enthaltenen gesunden Inhaltsstoffe. Der wohl potenteste Fatburner in der Natur ist Vitamin C (Ascorbinsäure), enthalten vor allem in frischem Obst und Gemüse. Abgesehen von der Formosa-Fledermaus und den Rhesusaffen stellen Tiere ihr Vitamin C aus Glukose, einem verwandten Molekül, selbst her – einer der Gründe, weshalb sie bis an ihr Lebensende

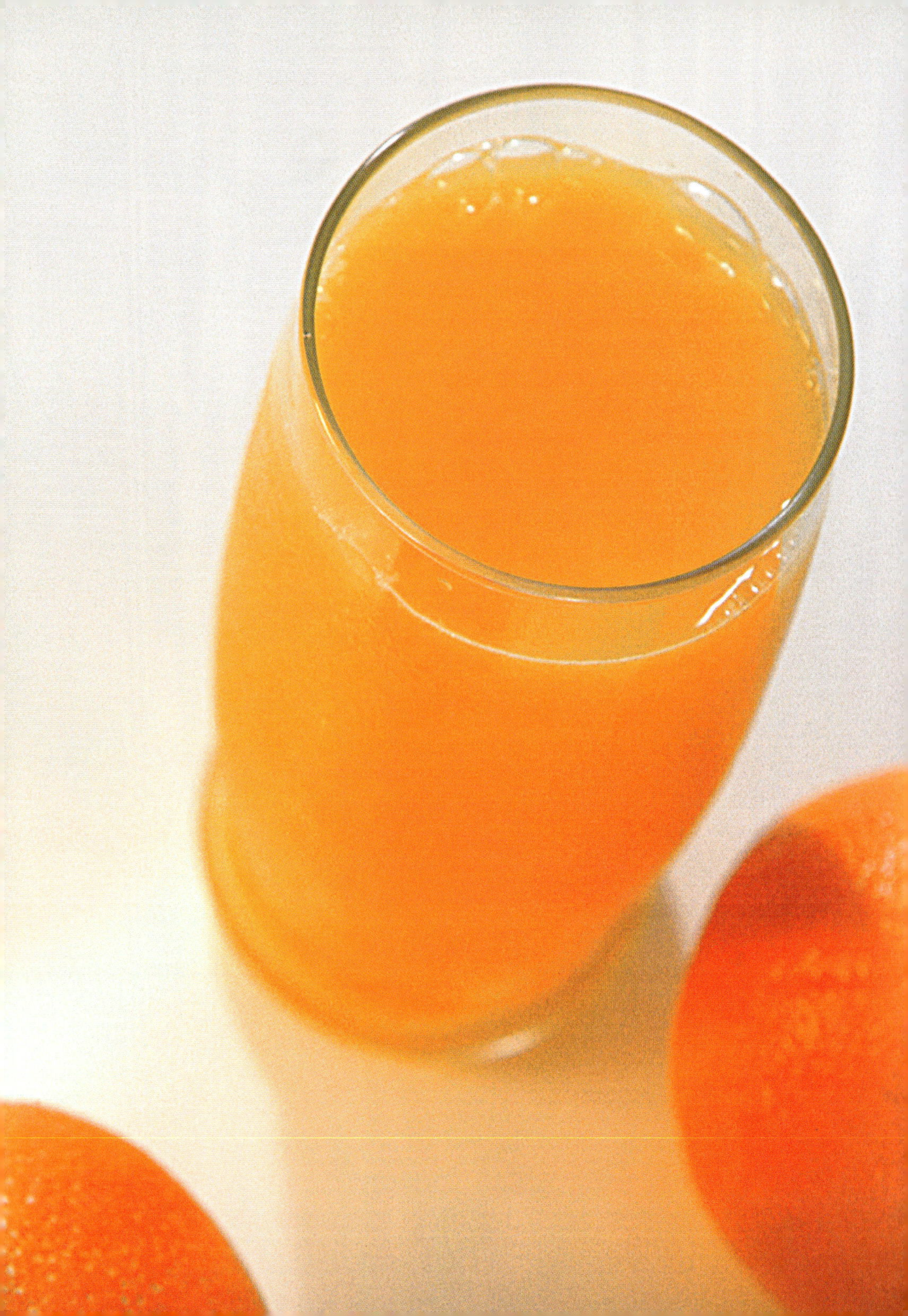

schlank bleiben. Wir Menschen sind leider darauf angewiesen, das Fett verbrennende Vitamin mit der täglichen Nahrung zu uns zu nehmen. Im Gewebe gespeichert werden kann es nämlich nicht.

▶ Vitamin C besetzt dieselben Rezeptoren der Zellen wie Glukose, der Blutzucker, der bei einem Überschuss dick macht. Bevor Glukosemoleküle im Kontakt mit Leberzellen Hormonsignale für den Fetteinbau geben können, werden sie von Vitamin C blockiert. Deshalb machen Kohlenhydrate in Gemüse oder Obst nie dick.

▶ Vitamin C ist ein wichtiger Bestandteil von Coenzymen, die Fett abbauen, insbesondere in der Hirnanhangsdrüse, den Nebennieren und im Nervengewebe. In der Bauchspeicheldrüse ist es an der Freisetzung von Glukagon beteiligt, dem Gegenspieler des Fett einbauenden Hormons Insulin, und im Nervengewebe an der Synthese der bedeutenden Fatburner Noradrenalin und Adrenalin.

Stresshormone haben u. a. die Aufgabe, Fett für die Beschaffung von Energie freizusetzen. Optimal ist dafür gesunder Stress durch regelmäßigen Sport.

▶ Ohne Vitamin C können auch keine Schilddrüsenhormone entstehen, die den Zellstoffwechsel ankurbeln und deshalb ebenfalls lipolytisch wirken. Wenn die Stoffwechselrate steigt, muss schließlich mehr Energiebrennstoff bereitgestellt werden.

▶ Zusammen mit dem Spurenelement Eisen bringt Vitamin C die Synthese von Karnitin in Schwung, zweier Zwillingsenzyme, die Fettsäuren zum Verbrennen in die Mitochondrien, die Brennkammern der Zellen, einschleusen. Damit dann auch wirklich ausreichend Eisen zur Verfügung steht, verbessert Vitamin C die Eisenaufnahme aus dem Darm.

▶ Nicht zuletzt hilft das Vitamin C tatkräftig mit, in Fett- und anderen Zellen so genannte cAMP-Moleküle (zyklisches Adenosin-Monophosphat) zu synthetisieren. Diese Faktoren können Stoffwechselvorgänge extrem beschleunigen, so beispielsweise die Freisetzung von Triglyzeriden aus Fettzellen ins Blut. Ohne cAMP könnte eine einzelne Fettzelle unmöglich bei Bedarf in jeder Minute Milliarden von Fettmolekülen freisetzen.

Achten Sie darauf, dass Sie täglich frisches Obst und Gemüse zu sich nehmen. Wie wär's z.B. mit frisch gepresstem Orangensaft?

Lipolytische Lebensmittel für die Figur

Mit Obst und Gemüse lassen sich überflüssige Pfunde am leichtesten abbauen. Alles, was süß oder salzig ist, macht hingegen eher dick.

Grundsätzlich sind alle naturbelassenen Lebensmittel lipolytisch, also Fett schmelzend. Trotzdem gilt: Je weniger Stärke ein natürliches Nahrungsmittel enthält, desto mehr trägt es zum Fatburning bei. Stärkereich sind vor allem Kartoffeln, Reis und Getreide. Favoriten beim Nordic-Slim-Abspeckprogramm sind insbesondere Lebensmittel, die reich an Wasser sind, also etwa alle Obst- und viele Gemüsesorten. Sie bringen den Zellstoffwechsel mehr als alles andere in Schwung – Voraussetzung für einen erhöhten Energie- und Fettbedarf in unseren Körperzellen.

Die Erklärung: Zellen bestehen – je nach ihrer individuellen Aufgabe – bis zu 90 und mehr Prozent aus Wasser. Ihren höchsten Wirkungsgrad, nämlich eine Stoffwechselrate von 100 Prozent, können sie nur erreichen, wenn sie mit Wasser vollgepumpt sind. Das Problem vieler Übergewichtigen und Dicken besteht häufig nur darin, dass ihren Körperzellen Flüssigkeit fehlt.

Unsere durstigen Körperzellen

Körperspeck kann mit einer Kombination von gesunder Ernährung, Muskeltraining und aktiviertem Kreislauf schnell abgeschmolzen werden.

▶ Das Zytoplasma, das große Innere jeder einzelnen Körperzelle, besteht weitgehend aus Wasser. Ein feines Zellgerüst gibt Hunderttausenden oder gar Millionen so genannten Organellen Halt, Zellteilchen wie Ribosomen (Werkstätten für Zellproteine) oder Mitochondrien (Energiebrennkammern) usw. Wenn den Zellen die Flüssigkeit fehlt, schrumpfen und welken sie, ihre Leistungsfähigkeit sinkt dann ab und wir reagieren mit Befindlichkeitsstörungen wie Müdigkeit, nervöser Unruhe oder auch mit Übergewicht.

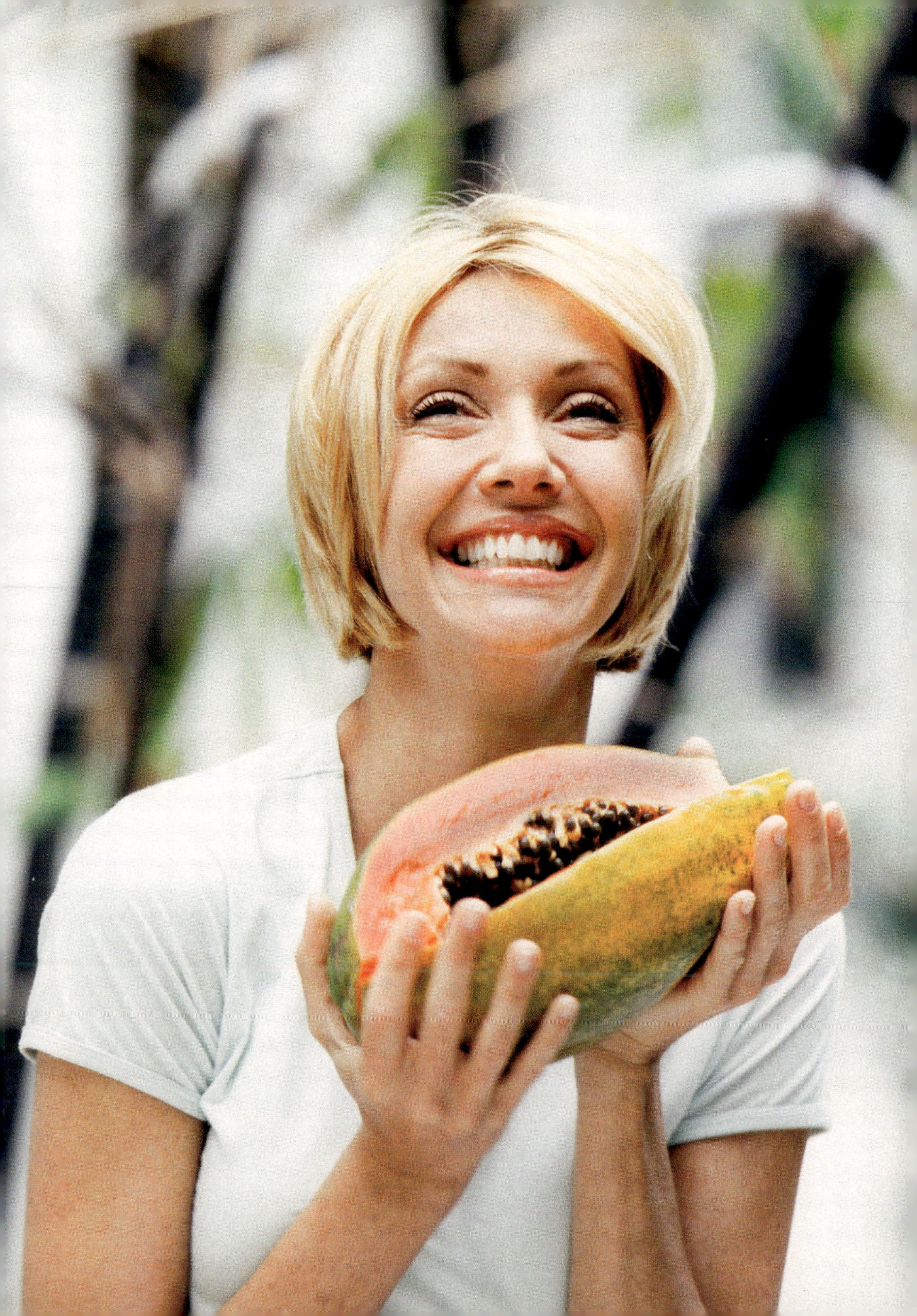

▶ Nährstoffe wie z. B. Vitamine, Spurenelemente oder Eiweiß werden über wassergefüllte Kanälchen in die Zelle hineingeschleust und Zellschlacken auf demselben Weg hinausbefördert. Für diesen Mechanismus sorgt die so genannte Kalium-Natrium-Pumpe: Das Mineral Kalium pumpt Flüssigkeit in die Zelle hinein, Natrium saugt Wasser aus der Zelle heraus.

▶ Natrium ist – neben Chlorid – Hauptbestandteil in unserem Kochsalz. Da wird schon klar, dass stark Gesalzenes unseren Zellen ihr Lebenselixier Wasser entzieht. Deshalb darf ja auch ein Schiffbrüchiger in seinem Rettungsboot kein salziges Meerwasser trinken. Es würde seine Zellen austrocknen, er würde verdursten.

Wer ständig zu salzreich isst, läuft Gefahr, Wasser im Körper anzureichern: im Gesicht, in den Knöcheln und Händen – und im Bauchraum.

▶ Kalium hingegen ist der segensreiche Gegenspieler von Natrium. Es ist insbesondere in Obst und Gemüse bzw. generell in allen pflanzlichen Lebensmitteln enthalten. Diesem Mineral verdanken alle Lebewesen in freier Natur ihren ungestörten Zellstoffwechsel, der stets mit 100-prozentiger Leistungsfähigkeit funktioniert.

▶ Menschen, die sich sehr salzreich ernähren, tragen oft bis zu eineinhalb Liter Wasser unnötig im Bauchraum mit sich herum. Der Grund: Der Nährstofftransport durch die Darmschleimhaut ins Blut funktioniert über natriumreiche, wassergefüllte Kanälchen. Natrium bindet viel Wasser – eine einzige sehr salzreiche Mahlzeit kann im Bauchraum bis zu einem halben Liter Wasser festhalten.

Wichtiges Gebot: Salzkonsum drosseln

Das Natrium im Kochsalz verengt Blutgefäße, dadurch wird der Nährstofftransport zu den Körperzellen gedrosselt, denen außerdem noch ihr lebenswichtiges Zellwasser entzogen wird. Die Folge: Anstatt dass der Stoffwechsel angekurbelt und richtig schön in Schwung gebracht wird, wird er sogar noch gehemmt. Deshalb verschwindet beim Nordic-Slim-Ernährungsprogramm der Salzstreuer erst einmal für einige Zeit im Küchenregal.

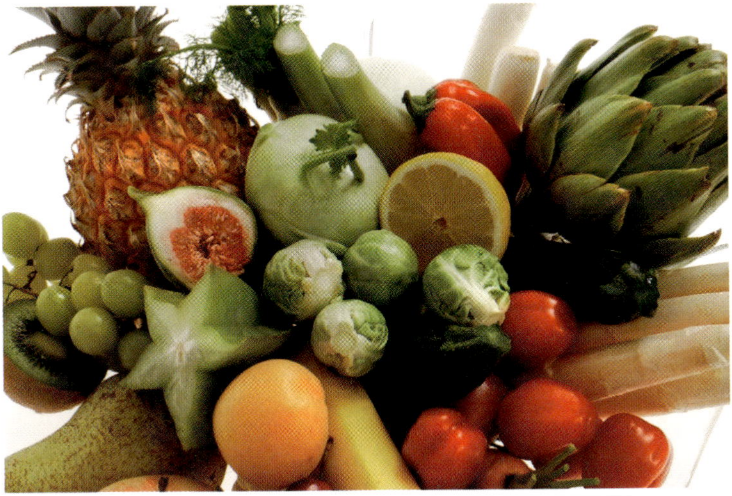

Wer häufig mit frischen Zutaten kocht und auf Fertigprodukte verzichtet, erspart seinem Organismus eine ganze Menge unnötiges Kochsalz.

Weil Salz Wasser bindet, erhöht es auch das Blutvolumen. Dadurch steigt der Blutdruck an – so wie der Wasserdruck im Gartenschlauch, wenn man die Öffnung verengt. Dann spritzt das Wasser mit höherem Druck heraus.

Salz ist vor allem in fertig verpackten Lebensmitteln enthalten: in Mikrowellen-, Tiefkühl- oder Fertigprodukten, Wurst, Salaten, Dosensuppen und -gemüse, Mayonnaise, Dips, Dressings und in Käse. Dabei gilt das verhängnisvolle Gebot der Vertriebsstrategen in der Lebensmittelindustrie: Je mehr Salz darin enthalten ist, desto besser verkauft sich die Ware. Pizza, Hamburger, Fleisch-, Wurst-, Geflügel-, Eier- oder Kartoffelsalat, Pommes frites, Kartoffelchips, Ketchup oder Fertigsaucen – überall ist im Übermaß Salz enthalten.

Weil Fleisch, Fisch oder Geflügel ohne Salz nicht schmecken, wird das verführerische Kristall bedenkenlos beigemengt. Unsere Geschmacksknospen auf Gaumen- und Zungenschleimhaut reagieren besonders intensiv auf die Kombination von Fett und Salz, wie z. B. in Brat- oder Brühwürstchen, fetten Bratensaucen oder einem Salamibrötchen.

Kräuter und Gemüse sind gesünder

Mit diesen herrlichen Naturprodukten lassen sich Speisen viel reichhaltiger und besser schmackhaft machen als mit dem stets gleichen Salzgeschmack. Zum Nordic-Slim-Programm gehört deshalb eine reichhaltige Auswahl an Küchenkräutern und -gewürzen. Sie lassen sich mit etwas Phantasie auch wundervoll kombinieren.

Was aber ganz besonders wichtig ist: Sie erhöhen die Empfindsamkeit von Zunge und Gaumen für die enorme Vielfalt an Geschmacksnuancen, die in der Natur herrscht. Eine Reise durch die Gewürz- und Kräuterabteilungen von Naturkostläden oder Märkten kann richtig abenteuerlich sein.

Die Entdeckungsreise durch die verführerische Welt der Kräuter und Gewürze lohnt sich!

Küchenkräuter und Gewürze

- Anis
- Beifuß
- Bohnenkraut
- Curry
- Estragon
- Ingwer
- Kardamom
- Koriander
- Liebstöckel
- Majoran
- Minze
- Myrte
- Oregano
- Pfeffer
- Safran
- Schnittlauch
- Thymian
- Wacholder
- Basilikum
- Bibernelle
- Chili
- Dill
- Fenchel
- Kamille
- Kerbel
- Kümmel
- Lorbeer
- Melisse
- Muskat
- Nelken
- Petersilie
- Rosmarin
- Salbei
- Senfkörner
- Vanille
- Zimt

Es muss also nicht immer der Einheitsgeschmack Salz sein, wenn es darum geht, Speisen lecker zuzubereiten. Alle Gewürze, Kräuter oder Gemüsesorten haben ihren unverwechselbaren, einzigartigen Eigengeschmack. Das Nordic-Slim-Programm hilft nicht nur beim Fit- und Schlankwerden, sondern auch beim Wiederentdecken der Mannigfaltigkeit der Natur.

Scharf macht schlank

Je dicker das Blut, desto gemächlicher zirkuliert es im Kreislauf. Dies gilt besonders für die allerfeinsten Kapillaren, die so dünn sind, dass sich gerade noch ein rotes Blutkörperchen hindurchquetschen kann. Damit Körperzellen aber unablässig mit ihren lebensnotwendigen Nährstoffen gefüttert werden können, muss das Blut schnell fließen. Dazu tragen neben den ungesättigten Fettsäuren alle Lebensmittel oder auch Würzmittel bei, die pikant und scharf schmecken.

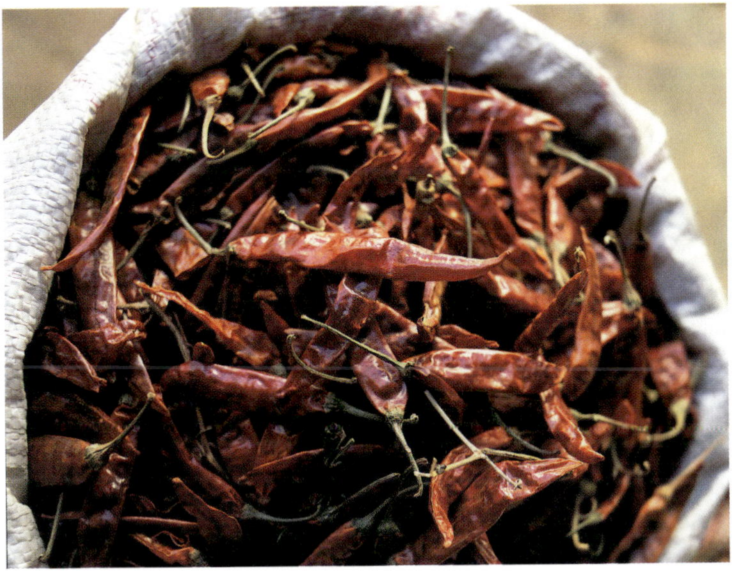

Peperoni peppen viele Gerichte auf und feuern auch noch Ihre Fettverbrennung an.

Scharfe, pikante Lebensmittel

- Bärlauch
- Knoblauch
- Paprika
- Rettich
- Zitronensaft
- Essig
- Meerrettich
- Radieschen
- Senf
- Zwiebeln

Iss dich schlank – so lautet ganz einfach das Motto von Nordic Slim. Eine entscheidende Rolle spielen dabei ungesättigte Fettsäuren, z. B. in Kaltwasserfisch und fettreichen pflanzlichen Lebensmitteln wie Oliven oder Avocados, außerdem Gewürze, Kräuter und alles, was scharf schmeckt. Die gute Nachricht also: Verzichten ist gar nicht nötig, um Extrapfunde abzuspecken. Genauso wenig wie Kalorien zählen oder sich nach komplizierten Tabellen zu ernähren, wie z. B. nach dem glykämischen Index oder nach irgendwelchen Trennkostlisten.

Kalorien zählen ist bei Nordic Slim nicht nötig – genauso wenig wie Glyx- oder Trennkosttabellen.

Im Früchteparadies

Wasser, Kalium und Vitamin C sind die Hauptbestandteile, die Obst so ideal für eine Abspeckkur machen. Das Angebot an heimischen und exotischen Früchten in Supermärkten und Bioläden ist erfreulicherweise groß. Trotzdem reduziert sich der Konsum vieler Zeitgenossen auf stets das gleiche halbe oder ganze Dutzend unterschiedlicher Obstsorten, wie etwa Äpfel, Erdbeeren, Orangen oder Kirschen. Ein Streifzug durch das Paradies der Früchte zeigt auf, wie unglaublich vielseitig das Angebot der Natur ist.

Stein- oder Kernobst

- Äpfel
- Birnen
- Mirabellen
- Pflaumen
- Aprikosen
- Kirschen
- Pfirsiche
- Quitten

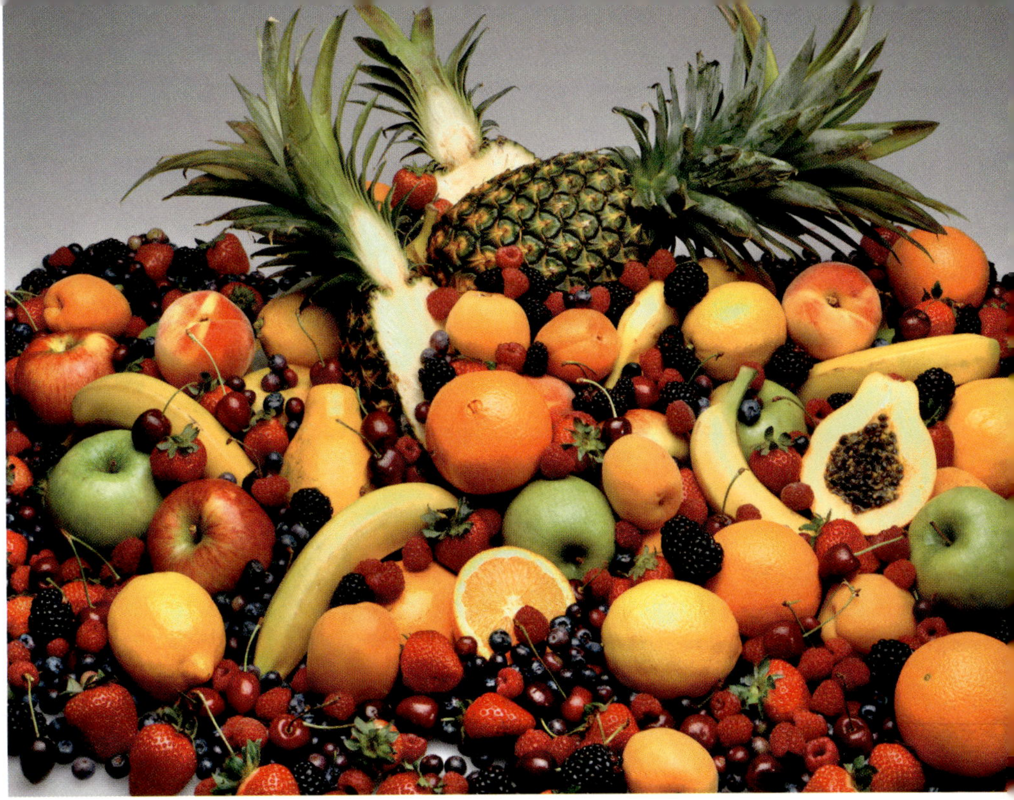

Bringen Sie öfter frisches Obst auf den Tisch – die Auswahl ist riesig.

Beerenobst

- Brombeeren
- Hagebutten
- Himbeeren
- Johannisbeeren
- Stachelbeeren
- Erdbeeren
- Heidelbeeren (Blaubeeren)
- Holunder
- Preiselbeeren
- Weintrauben

Exotische und Zitrusfrüchte

- Ananas
- Bananen
- Feigen
- Kiwis
- Litchis
- Nektarinen
- Papayas
- Avocados
- Datteln
- Grapefruits
- Kurkumas
- Mangos
- Orangen
- Zitronen

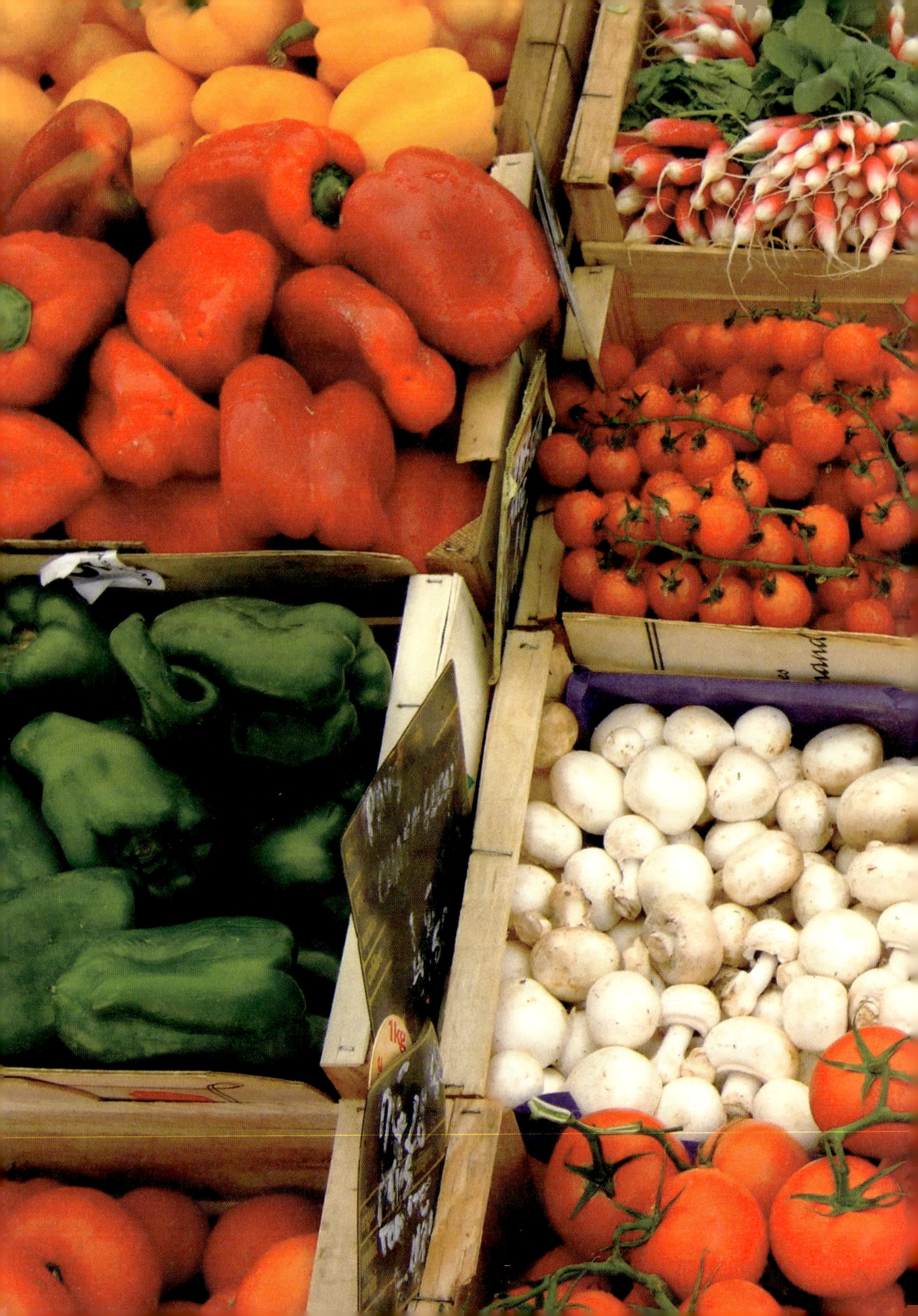
1kg

Der Reichtum der Gemüsesorten

Nordic Slim bedeutet Abkehr von der fatalen Abhängigkeit von Zucker und Salz und Hinwendung zu dem unvergleichlichen Reichtum an Geschmacksnuancen in Gemüse. Die feinen Unterschiede zwischen den einzelnen Sorten wieder zu spüren, ist wie eine Rückkehr zu den genetischen Wurzeln unseres Ernährungsverhaltens. Und dabei unvergleichlich gesund. Typisches Beispiel ist die oft verschmähte Rote Bete, nicht gerade verführerisch hübsch anzusehen, aber ein wahres Geschenk der Natur.

Trauen Sie sich ruhig, auch ein Ihnen unbekanntes Gemüse in der Küche zu verwenden! Entdecken Sie die neue geschmackliche Vielfalt, die sich Ihnen bietet.

Blatt- und Stängelgemüse

- Artischocken
- Brokkoli
- Grünkohl
- Rhabarber
- Rot- und Weißkohl
- Spinat
- Wirsing
- Blumenkohl
- Fenchel
- Mangold
- Rosenkohl
- Spargel
- Weißkohl

Wurzelgemüse

- Karotten
- Kohlrabi
- Radieschen
- Rote Bete
- Sellerie
- Knoblauch
- Lauch
- Rettiche
- Schwarzwurzeln
- Zwiebeln

Vegetarisch schlemmen mit Gemüse und Pilzen: Es muss nicht immer Fleisch, Geflügel oder Fisch auf den Tisch kommen.

Fruchtgemüse

- Auberginen
- Kürbisse
- Melonen
- Tomaten
- Gurken
- Mais
- Paprikaschoten
- Zucchini

Hülsenfrüchte

- Bohnen
- Erbsen
- Linsen
- Sojabohnen

Salate

- Chicorée
- Eisbergsalat
- Endivien
- Feldsalat
- Kopfsalat
- Rucola

Pilze

- Pfifferlinge
- Steinpilze
- Champignons
- Morcheln
- Shiitakepilze
- Birkenpilze
- Rotkappen
- Reizker

Im Naturkostladen kann man sich am besten über die Vielfalt der Getreidesorten informieren.

Sattmacher Kohlenhydrate

Obst und Gemüse sind vor allem wichtige Lieferanten für Wasser, Vitamine, Mineralstoffe und Spurenelemente. So richtig satt allerdings machen sie nicht, dafür eignen sich eher Lebensmittel, die stärkereich sind, weniger Wasser, dafür noch mehr Kohlenhydrate enthalten. Doch auch diese Sattmacher müssen beim Nordic-Slim-Programm – ganz anders etwa als Pommes frites oder der weiße polierte Reis – naturbelassen sein:

Stärkereiche Kohlenhydratlieferanten

- Buchweizen
- Dinkel
- Gerste
- Grünkern
- Hafer
- Hirse
- Kartoffeln
- Naturreis
- Roggen
- Süßkartoffeln
- Weizen
- Wildreis

Eiweißlieferanten

Gemüse ist reich an Aminosäuren, den kleinen Eiweißbausteinen, pflanzliche Proteine (Eiweiße) sind vor allem leicht verdaulich und werden vom Organismus viel schneller verwertet als tierische. Naturbelassen sollen die Eiweißspender auf dem Teller allemal sein, dazu zählen Hamburger, Wurst, Fischstäbchen oder Chicken Wings also wirklich nicht. Es gibt jedoch auch eine Reihe von gesunden tierischen Proteinlieferanten.

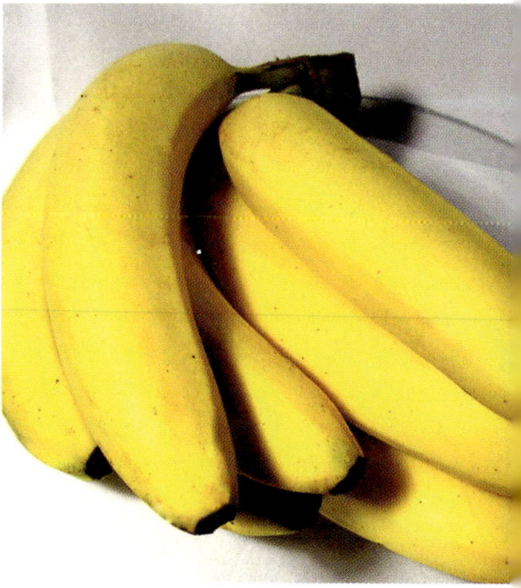

Bananen sind der beste Snack.

Eiweißreiche Nahrungsmittel

- Fisch, speziell Kaltwasserfisch
- Geflügel
- Leber
- mageres Fleisch
- Tofu
- Wild

Die gesündesten Snacks

Wenn es darum geht, den kleinen Hunger zu stillen, werden die größten Sünden gemacht – besonders mit Süßem und Gesalzenem wie Gebäck, Kuchen, Schokolade, Pralinen, Chips, Pizza, Würstchen oder Hamburgern, die allesamt dazu beitragen, das Körpergewicht zu erhöhen und den Stoffwechsel zu drosseln. Dabei gibt es Snacks, die sowohl satt als auch fit und schlank machen.

Ideale Nordic-Slim-Snacks

- Bananen
- Feigen
- Kräuterquark
- Obst
- Studentenfutter
- Datteln
- Joghurt
- Nüsse
- Rosinen
- Trockenfrüchte

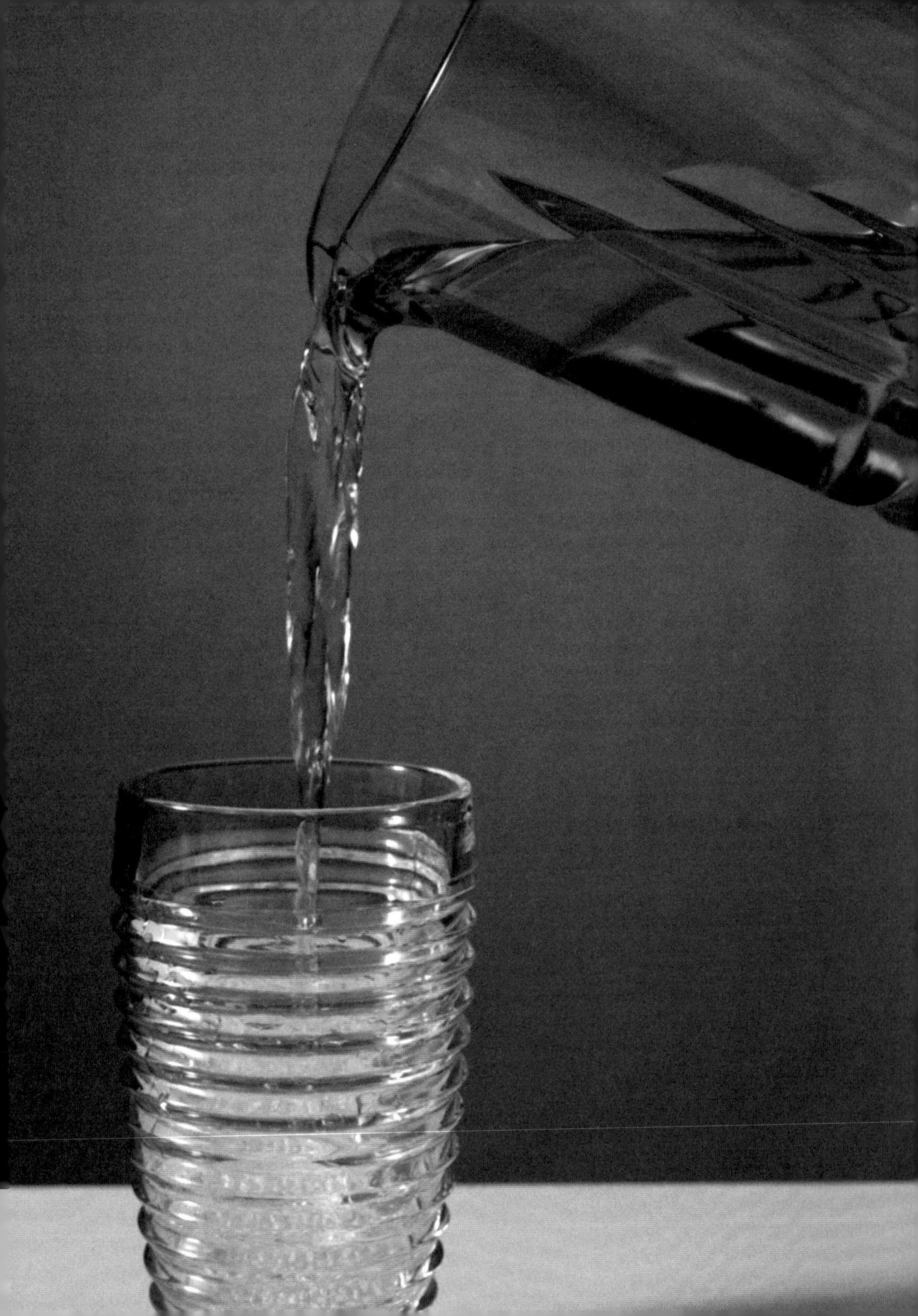

Getränke für das Nordic-Slim-Programm

Alle Flüssigkeiten, die zu viel Zucker, Salz oder Genussgifte enthalten, gelten für unseren Stoffwechsel nicht als gesunde Durstlöscher. Dazu zählen Kaffee, schwarzer Tee, alle gezuckerten oder anderweitig gesüßten Limonaden oder Cola sowie Getränke, die Alkohol enthalten wie Bier, Wein und Spirituosen.

Vorsicht bei Fruchtsäften oder so genannten Fruchtnektargetränken, da diese meistens stark gesüßt sind. Damit Gemüse- und Tomatensäfte von uns Konsumenten auch fleißig gekauft werden, wird ihnen häufig viel Salz zugesetzt. Sie eignen sich dann noch weniger zum Durstlöschen, weil das enthaltene Salz dem Gewebe wichtige Zellflüssigkeit entzieht.

Supermarktsäfte sind meist stark gesalzen oder gesüßt. So lassen sie sich besser verkaufen – also lieber selbst pressen!

Ideale Nordic-Slim-Getränke

- Buttermilch
- Milch
- Molke
- naturbelassene Obstsäfte
- Kräutertee
- Mineralwasser (am besten stilles)
- naturbelassene Gemüsesäfte
- Wasser

Ideal sind natürlich selbst gepresste Gemüse- und Fruchtsäfte, da lohnt sich also wirklich eine eigene Saftpresse, die elektrisch arbeitet und dementsprechend leistungsfähig ist. Nirgendwo sonst in der Küchenarbeit darf sich die Kreativität mehr austoben als beim Mixen der verschiedensten Kompositionen. Denn Früchte passen nicht nur zu Früchten, sondern lassen sich ausnahmslos auch mit allen Gemüsearten kombinieren. Der Grund: Die Natur kennt keinen Unterschied zwischen Obst und Gemüse, für sie sind alles pflanzliche Produkte. Und die lassen sich eben in mannigfaltiger Abwechslung kombinieren: Rote Bete mit Äpfeln oder Weintrauben, Kiwi mit Fenchel oder Gurken, Tomaten mit Orangen oder Spinat. Das Motto: Alles passt zu allem und ist kerngesund. Einfach einmal ausprobieren!

Wasser ist immer noch der gesündeste Durstlöscher – ideal ist stilles Mineralwasser.

Nordic Slim – **top** für den **Stoffwechsel**

- *So werden Ihre Pfunde purzeln*
- *Zehn Top-Nährstoffe für die Traumfigur*
- *Special: Die Energiesysteme im Körper*

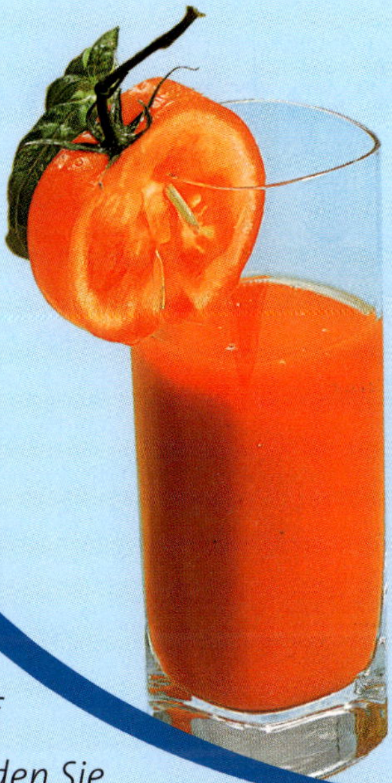

Die Natur hilft mit, dass Nordic Walking den Körper, den Geist und die Seele mit frischen Kräften belebt. Auf den folgenden Seiten finden Sie alles über die besten Nährstoffe in unseren Lebensmitteln sowie zahlreiche Tipps, wie Sie Ihren Stoffwechsel verjüngen können und ganz einfach zu mehr Lebensfreude gelangen.

So werden Ihre **Pfunde** purzeln

Hier finden Sie die besten Tipps von den Nordic-Slim-Profis von der Chiemgau-Klinik in Marquartstein.

Das neue Fitnessvergnügen vermittelt einem ein Naturgefühl, das man möglicherweise schon verloren hat. Nordic Walking macht zu jeder Jahreszeit Spaß: in strengen Wintern ebenso wie im Herbst der gelben Blätter, im Frühjahr, wenn die Wiesen blühen, oder im Hochsommer, wenn es durch die Schatten kühler Wälder geht. Und man entdeckt auch den Reiz unterschiedlicher Witterungen, den Morgennebel, die Mittagshitze, Schneestürme, milden, weichen Sommerregen, frischen Wind, vor Nässe dampfende Wiesen oder strengen Frost. Nordic Walking ist Naturerlebnis pur.

In der Chiemgau-Klinik in Marquartstein wird Nordic Slim professionell nach wissenschaftlichen Vorgaben betrieben: Ärzte, Sportphysiotherapeuten, Diätassistentinnen, Küche und Betreuung helfen im Verbund, um aus schlappen, übergewichtigen Zeitgenossen in einem straffen Spaßprogramm schlanke, aktive Freizeitsportler zu machen. Vor Augen hat man die herrliche Kulisse der Alpen, im Hinterland die gewellten Walking-Paradiese rund um den Chiemsee. Das Motto: den Muskeln durch Bewegung auch mal eine Freude machen und nur noch das essen und trinken, was überschüssige Fettpolster schmelzen lässt!

Die wichtigsten Tipps

- ▶ Nur dann essen, wenn man auch wirklich hungrig ist.
- ▶ Fünf kleinere Mahlzeiten pro Tag sind besser als drei große mit übervollen Tellern.
- ▶ Jeden Bissen ausgiebig kauen, damit nimmt man Magen und Darm schon einen Teil der wichtigen Verdauungsarbeit ab.

▶ Keine zu großen Bissen in den Mund schieben, lieber vorher mit dem Messer noch einmal teilen.

▶ Kleinere Teller und kleineres Besteck führen dazu, dass man sich auch kleinere Portionen als üblich auftischt.

▶ Beim Kauen auf den Geschmack der Speisen achten. Dies hilft dabei, die feinen Geschmacksnuancen und Aromen von Obst, Gemüse, Hülsenfrüchten usw. besser kennen zu lernen.

▶ Speisen möglichst wenig süßen. Und wenn, dann nur mit Honig, Ahornsirup und Melasse – sie sind gesünder als der weiße Kristallzucker aus der Dose.

Viele Menschen nehmen nur deshalb an Gewicht zu, weil sie den Tag über immer wieder aus Langeweile essen.

▶ Wenn man das Gefühl hat, satt zu sein, sollte man mit dem Essen aufhören, auch wenn der Teller noch nicht ganz leer ist. Hören Sie auf Ihren Bauch!

▶ Bei der Mahlzeit sollten nur solche Lebensmittel auf dem Tisch stehen, die auch gegessen werden. Sonst wird man allzu leicht verlockt, mit dem Essen fortzufahren, z. B. durch Käse oder Desserts.

▶ Zwischen den Hauptmahlzeiten sollte man möglichst wenig essen. Die meisten Menschen werden durch die falschen Snacks dick.

▶ Essen sollte man nicht aus Langeweile, auch nicht aus Frust oder irgendwelchem Ärger.

▶ Freunde, Verwandte oder Bekannte sollten ruhig erfahren, dass man gerade dabei ist, sein Übergewicht abzuspecken. Dies führt zu einer Art Kontrolle, die einem mehr Disziplin auferlegt.

▶ Aufzeichnungen über die sinkende Gewichtskurve im Nordic-Slim-Programm sind zur Kontrolle ebenfalls hilfreich. Man sollte sich aber darüber im Klaren sein, dass Fettpolster nur langsam abgebaut werden – höchstens etwa in der Größenordnung von einem Kilogramm pro Woche.

▶ Nordic Slim macht in der Gruppe mit Gleichgesinnten besonders viel Spaß. Man tauscht seine Erfahrungen aus – und konkurriert auch mit den Ergebnissen beim Fatburning.

Wenn man auswärts essen geht

Menschen, die aus privaten oder beruflichen Gründen häufig im Restaurant essen, haben ein größeres Risiko übergewichtig zu werden, als Frauen oder Männer, die daheim essen.

Gefahren, die im Restaurant lauern

- Im Restaurant ist man ziemlich hilflos auf das Angebot der Speisekarte angewiesen.
- Typisch ist die stets ähnliche Kombination aus Fleisch, Fisch bzw. Geflügel mit Sattmachern wie Kartoffeln, Pommes frites, Spätzle, Kroketten, Nudeln oder Reis.

Auch Gymnastik mit Walking-Poles gehört zum erfolgreichen Nordic-Slim-Programm.

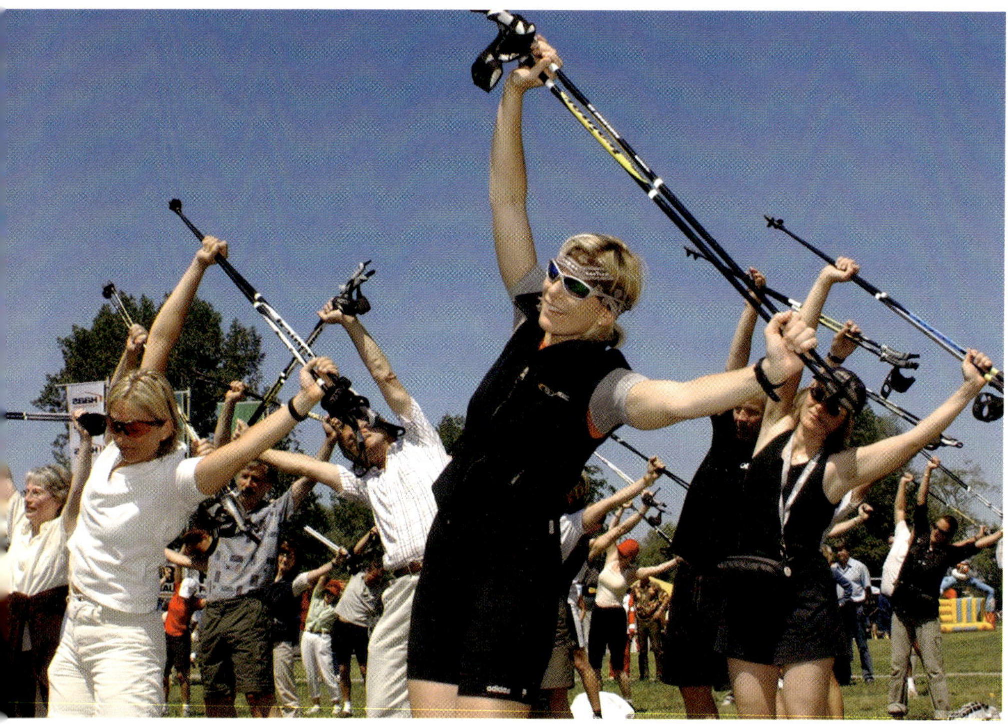

▶ Damit der Gast auch gerne wiederkommt, werden die Fleischportionen gewissermaßen zum Köder. Sie betragen in der Regel 100 Gramm oder mehr, wobei nicht immer hochwertige Ware auf dem Teller liegt. Dabei reichen schon Fleisch-, Fisch- oder Geflügelportionen von 60 bis 80 Gramm völlig aus. Ohnehin wäre Tofu (z. B. als Schnitzel, Tofuwürstchen o. Ä.) ein gesünderer Fleischersatz.

▶ Als Gast in einem Restaurant hat man keinen Einblick und keine Kontrolle darüber, welche Fette oder andere Lebensmittel in der Küche zum Einsatz kommen.

▶ Oft werden erhitzte Bratfette aus Kostengründen immer wieder verwendet. Dabei entstehen so genannte Transfettsäuren mit einer veränderten biologischen Wirkung, die der Gesundheit eher schaden als nutzen.

In der Natur herrschen Temperaturen bis ca. 40 °C. Wenn Lebensmittel sehr viel höher erhitzt werden, können sich die darin enthaltenen Nährstoffe in ihrer Molekülstruktur nachteilig verändern.

▶ Nordic Slim bedeutet Hinwendung zu naturbelassenen Lebensmitteln, die möglichst nur kurzfristig erhitzt werden sollten. Ideal wäre es, Lebensmittel wie beispielsweise Gemüse, Naturreis oder Kartoffeln nahe dem Temperaturbereich zu behandeln, dem die Pflanzen während ihrer Reifezeit in der freien Natur ausgesetzt sind, wo Wärmegrade meist nicht höher sind als 40 °C. Bis zu diesem Wärmelimit halten sich Vitamine, Eiweißbausteine, ungesättigte Fettsäuren sowie zahlreiche andere Bestandteile in ihrer natürlichen molekularen Struktur. Deshalb sollte man Gemüse möglichst nur kurz in etwas Wasser oder gar nur im Wasserdampf garen.

▶ Um die Kosten für den Wareneinsatz zu drücken, verwenden Restaurants oft halb vorgefertigte Lebensmittel, die zum Teil nur noch in der Mikrowelle aufgeheizt werden müssen. Ganz klar, dass solche Mahlzeiten wesentlich ärmer an Nährstoffen sind als frisch gekochte Speisen.

▶ In Restaurantküchen wird häufig auch viel Übriggebliebenes wieder eingelagert und tiefgefroren, um bei Gelegenheit erneut verwendet zu werden.

Pommes frites sind meistens stark gesalzen und außerdem vollgesogen mit ungesundem Fett – sie zählen zu den schlimmsten Dickmachern.

Worauf soll man beim Essen im Restaurant achten?

► In einem deutsch geführten Restaurant vielleicht nur die Hauptmahlzeit konsumieren, auf Suppe, Vorspeise oder Dessert verzichten, um Kalorien zu sparen. Dasselbe gilt für Paniertes, Frittiertes und für fettes Fleisch. Speziell die Saucen sind oft sehr fett und stark gesalzen, sie sollte man dann lieber ganz weglassen. Vorsicht auch vor Geflügelhaut, die viel Cholesterin enthält.

► Beim Chinesen ebenfalls möglichst auf die Sauce verzichten, Fleisch- oder Geflügelstücke lieber auf den trockenen Reis legen. Keine panierten Lebensmittel bestellen und den Likör, der kostenlos mit der Rechnung kommt, stehen lassen.

► Im griechischen Restaurant gibt es oft übervolle Teller mit Mahlzeiten, die schon von weitem vor Fett glänzen. Daher besser gegrillten Fisch mit Salat bestellen. Vorsicht auch bei den typischen Pommes frites, die mit Fett vollgesogen sind. Auf den Gratis-Ouzo mit der Rechnung verzichten.

► Beim Italiener kann man gesund und vernünftig essen, solange man sich nicht von den leckeren Vorspeisen und dem Tiramisu als Nachspeise verführen lässt. Die Pasta vorher darf nicht zu reichhaltig ausfallen, dem Stoffwechsel genügt eigentlich schon die gegrillte Seezunge mit Gemüse und ein paar kleinen Kartoffeln.

Hin und wieder einen Fastentag einlegen

Damit die hartnäckigen Triglyzeride in den Fettzellen noch ein wenig rascher abgeschmolzen werden, empfehlen Experten bei Gelegenheit einen Fastentag einzulegen: »Sie reinigen den Körper von innen und helfen mit, kleine Esssünden auszugleichen.« Schlacken und Säuren werden vermehrt ausgeschieden und die Abwehrkräfte gestärkt.

Ein Reistag wirkt entwässernd

Naturreis ist reich an Kalium, das Gewebe entwässert, und enthält viele B-Vitamine, die für unsere Nervenfunktion wichtig sind.

▶ Man kocht morgens etwa 150 bis 200 Gramm Naturreis ohne Salz und teilt ihn in fünf Portionen auf, die später über den Tag verteilt konsumiert werden, angereichert mit Obst oder Gemüse und Kräutern.

▶ So eine kleine Reisschale kann man z. B. mit ungezuckertem Apfelkompott, mit Apfelmus, Obststückchen, Pfirsichen oder Ananaskompott essen. Oder auch mit kurz gegartem Gemüse wie Tomaten, Karotten, Blumenkohl, Brokkoli, Paprika, Spargel – ganz nach den persönlichen Vorlieben.

▶ Zum Schmackhaftmachen des Reisgerichts am besten frische Kräuter und Gewürze verwenden.

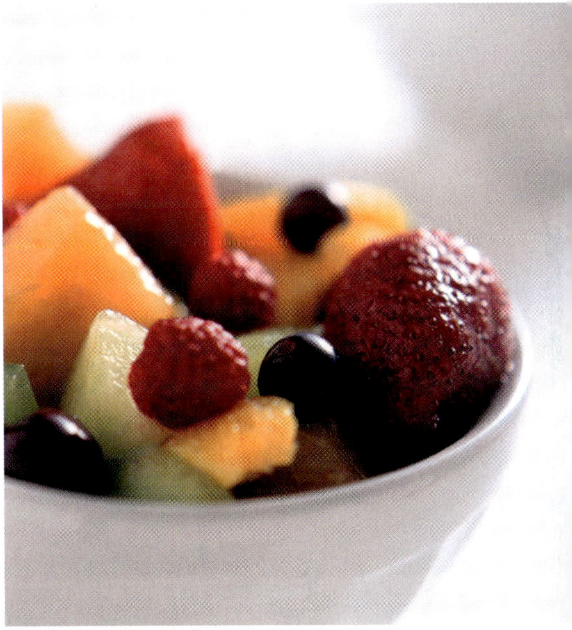

Obst kann man in unzähligen leckeren Varianten auf den Tisch bringen.

Ein kerngesunder Obsttag

24 Stunden lang einmal nichts als Obst essen – da jubeln alle unsere Körperzellen!

▶ Am besten im Naturkostladen 1,5 Kilogramm frisches Obst kaufen und über den Tag verteilt essen.

▶ Da darf man sich am Obststand ausgiebig Zeit lassen, ruhig auch zu exotischen Früchten greifen, die man vorher kaum beachtet hat, wie beispielsweise Litchis, Mangos oder Papayas. Sie sind allesamt reich an Vitaminen und Spurenelementen, die den Stoffwechsel anregen und das Fatburning so richtig in Schwung bringen.

Ananas fördert die Eiweißverwertung durch das darin enthaltene Enzym Bromelain.

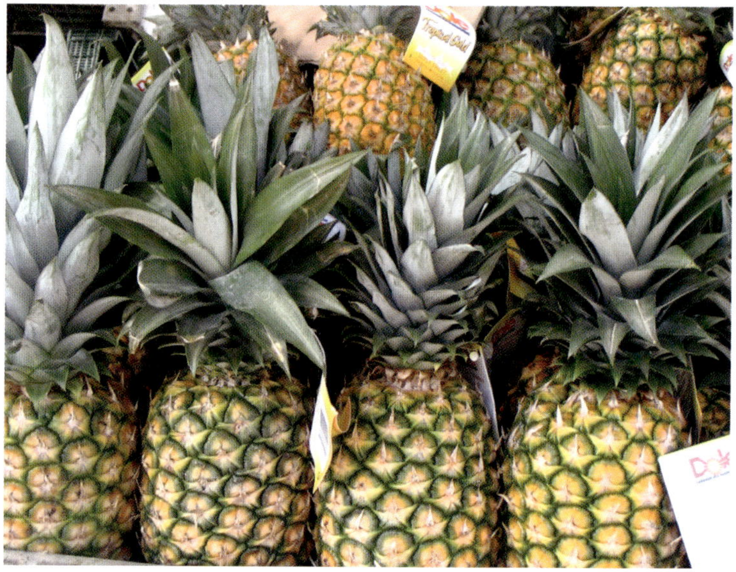

▶ Ananas und Papaya enthalten die natürlichen Enzyme Bromelain und Papain, die die Eiweißverdauung ankurbeln. Die enthaltenen Fruchtsäuren stimulieren die Funktion von Leber und Nieren, der hohe Wasseranteil gleicht das Flüssigkeitsdefizit der Körperzellen aus.

Ein Sauerkrauttag – macht lustig und schlank

Gärungsprozesse im Sauerkraut sorgen dafür, dass Milchsäuren entstehen, die das Immunsystem kräftigen, Pilze bekämpfen und Verdauungsstörungen entgegenwirken. Sauerkraut ist reich an Vitamin C und an Spurenelementen. Es sättigt mit nur wenig Kalorien.

▶ Am besten frische Ware einkaufen und zu jeder Portion ein paar Tropfen eines guten Pflanzenöls hinzugeben. Dadurch wird das im Kraut enthaltene Vitamin K, das für die Blutgerinnung wichtig ist, besser aufgenommen.

▶ Sie können so viel Sauerkraut an diesem Tag essen, wie Sie wollen.

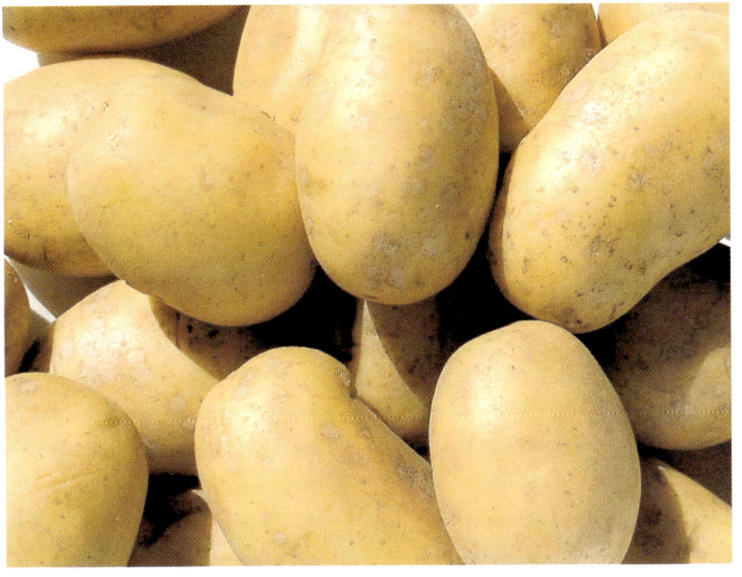

Schnelles Fatburning – das gelingt besonders gut mit einem reinen Kartoffeltag.

Schlank mit Kartoffeln

Die gute, altbewährte Knollenfrucht eignet sich ganz besonders zum schnellen Abspecken. Sie sättigt ebenfalls mit nur wenig Kalorien und ist enorm reich an Kalium, das Körperzellen mit Flüssigkeit aufpäppelt und auf diese Weise deren Stoffwechsel belebt, außerdem entwässernd wirkt.

▶ Tipp: unbehandelte Kartoffeln im Naturkostladen kaufen, dann kann man die Schalen mitessen, die ein wahrer Schatz an Vitaminen und Spurenelementen sind.

▶ Würzen Sie die gegarten Kartoffeln mit reichlich frischen Kräutern.

Ein Tag mit Molke

Die gesunde grünliche Flüssigkeit fällt bei der Käseherstellung an, nach Abtrennung des Eiweißstoffs Casein und der Fettbestandteile. Molke ist immer noch reich an Eiweiß, Vitaminen, Spurenelementen und Mineralstoffen sowie an wertvollen Milchsäuren. Molke reinigt den Darm und entschlackt das Gewebe. Sie ist zudem ein hervorragender Fatburner.

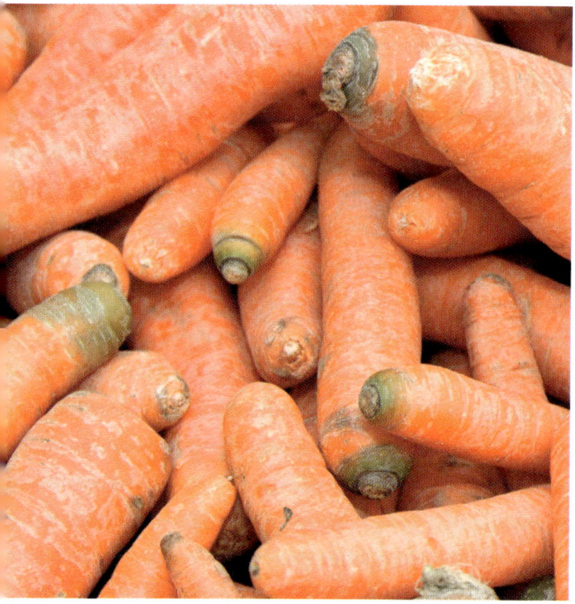

Sie können die Karotten leicht andünsten oder auch über den Tag verteilt roh knabbern.

- ▶ Die Molke im Naturkostladen oder Reformhaus kaufen.
- ▶ Über den Tag verteilt etwa 2,5 Liter Molke trinken.
- ▶ Würzen und geschmacklich aufpeppen kann man sie mit ungezuckertem Obst oder auch mit etwas Löwenzahn-, Artischocken- oder Brennnesselsaft.

Nordic Slim mit Karotten

Die Karotte ist das ideale Wurzelgemüse für Fitness-Fans, die von ihrem Übergewicht herunterkommen möchten, und ein ideales Lebensmittel für einen gesunden Fastentag.

Karotten sind deshalb so schön orangefarben, weil sie reich an Karotenen sind, das sind Pflanzenfarbstoffe, die als Immunsubstanzen Zellen gegen Krankheitserreger bzw. freie Radikale panzern. Sie enthalten auch viel Selen, das Kernatom des lebenswichtigen Immunenzyms Glutathionperoxidase, sättigen und versorgen den Organismus mit kerngesundem Zellwasser.

- ▶ Kaufen Sie frische Karotten mit Grün am besten im Naturkostladen.

Nordic-Slim-Suppen aus der Chiemgau-Klinik

Würzige Gemüsesuppen, die schmecken und sättigen – da braucht man keine übervollen Teller mit Braten, Pommes und fetten Saucen. Ganz nach Belieben kann man sie etwas dicker und üppiger kochen, mit Schnittlauch, Petersilie, Dill oder Parmesankäse überstreuen. Suppen ersetzen also dick machende Mahlzeiten, sie erlauben auch Ausflüge in die Geschmacks- und Kräuterwelt anderer Länder.

Basis für die Suppen ist jeweils Gemüse, das man nach Belieben verwenden darf. Gewürzt wird dann heimisch oder exotisch – ganz nach Lust und Laune. Die Inder veredeln ihre Suppen gerne mit Curry und Zitronengras, die Asiaten mit Ingwer, Minze und Soja. Italienische Suppen beziehen ihren vollendeten Geschmack oft durch Basilikum und frische, klein geschnittene Tomaten.

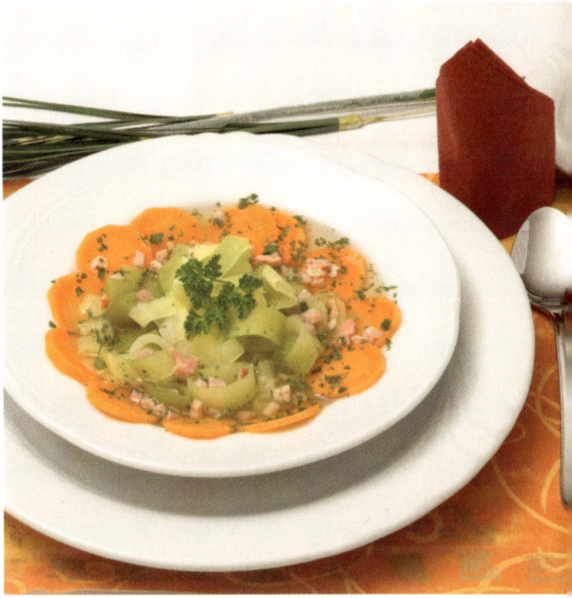

Einfach lecker: Omas Gemüsesuppe

Omas Gemüsesuppe zum einfachen Abspecken

***Zutaten (8 Portionen):** je 100 Gramm Zwiebeln, Karotten, Lauch, Sellerie und Kohlrabi, 500 g Kartoffeln, 1 EL frischer Majoran, 1 l Instant-Gemüsebrühe, Pfeffer, 60 g magere Speckwürfel*

Zubereitung: Das Gemüse und die Kartoffeln schälen, putzen, waschen und in kleine Stücke schneiden. Den Majoran waschen, trockentupfen, die Blättchen abzupfen und fein hacken. Die Gemüsebrühe erhitzen und das Gemüse und den Majoran zugeben. Das Ganze mit frisch gemahlenem Pfeffer abschmecken und etwa 10 bis 15 Minuten köcheln lassen. Den Speck in einer Pfanne anbraten und anschließend über die Suppe geben.

Servieren darf man diese köstliche Suppe mit Vollkornbaguette oder Mehrkornbrot.

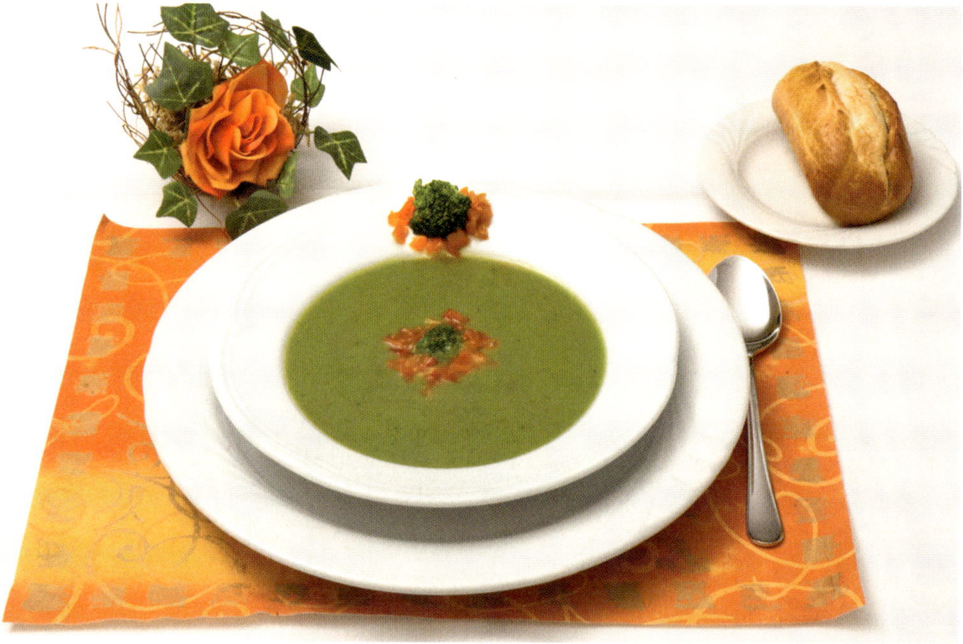

Mit dieser Suppe werden Sie satt und schlank.

Feine Brokkoli-Tomaten-Suppe

Zutaten (8 Portionen): 1 l Instant-Gemüsebrühe, 500 g Brokkoli in Röschen (frisch oder tiefgekühlt), Pfeffer, 1/2 Bund Schnittlauch, 1/2 Bund Petersilie, 300 g gewürfeltes Tomatenfruchtfleisch

Zubereitung: Die Gemüsebrühe erhitzen und die Brokkoliröschen darin bissfest garen. Das Ganze anschließend pürieren und mit frisch gemahlenem Pfeffer abschmecken. Schnittlauch waschen, trocknen und in Röllchen schneiden. Petersilie waschen, trocknen und fein hacken. Tomatenstückchen, Petersilie und Schnittlauchröllchen zur Suppe geben und unterziehen.

Eine solche leckere Suppe enthält kaum Fett und nur wenige Kalorien, sättigt aber trotzdem anhaltend und versorgt den Stoffwechsel mit Mineralstoffen.

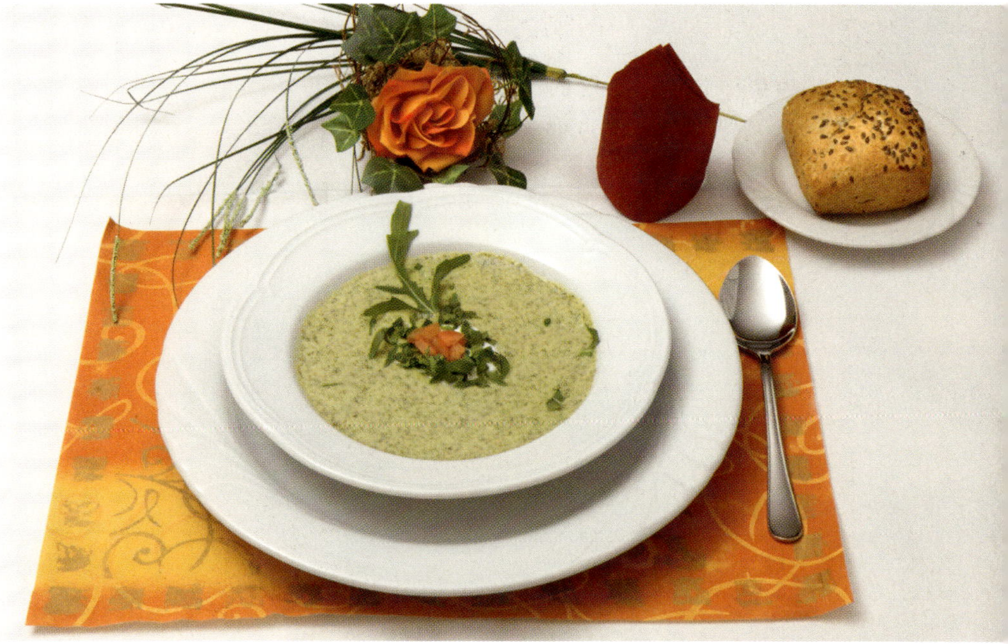

Rucolacremesuppe

Zutaten (4 Portionen): 100 g Zwiebeln, 1 EL Butter, 125 g Rucola, 400 g fettarmer Frischkäse mit Kräutern, 1/2 l Instant-Gemüsebrühe, 1 EL Zitronensaft, Pfeffer

Zubereitung: Zwiebeln abziehen, klein hacken und in der Butter in einem Topf glasig dünsten. Den Rucola waschen, in Streifen schneiden und bis auf 2 Esslöffel zu den Zwiebeln geben. Nach 2 Minuten den Frischkäse dazugeben und unter Rühren schmelzen lassen. Dann mit der Brühe aufgießen, aufkochen lassen und etwa 4 Minuten bei mittlerer Hitze kochen. Dann das Ganze pürieren, mit Zitronensaft und Pfeffer abschmecken. Die Suppe mit dem restlichen Rucola anrichten.

Aus Rucola lässt sich ganz schnell auch eine köstliche Suppe zaubern, die so gut schmeckt, dass man Fastfood schnell vergisst.

Der würzige Rucola aus Italien wird auch bei uns immer beliebter.

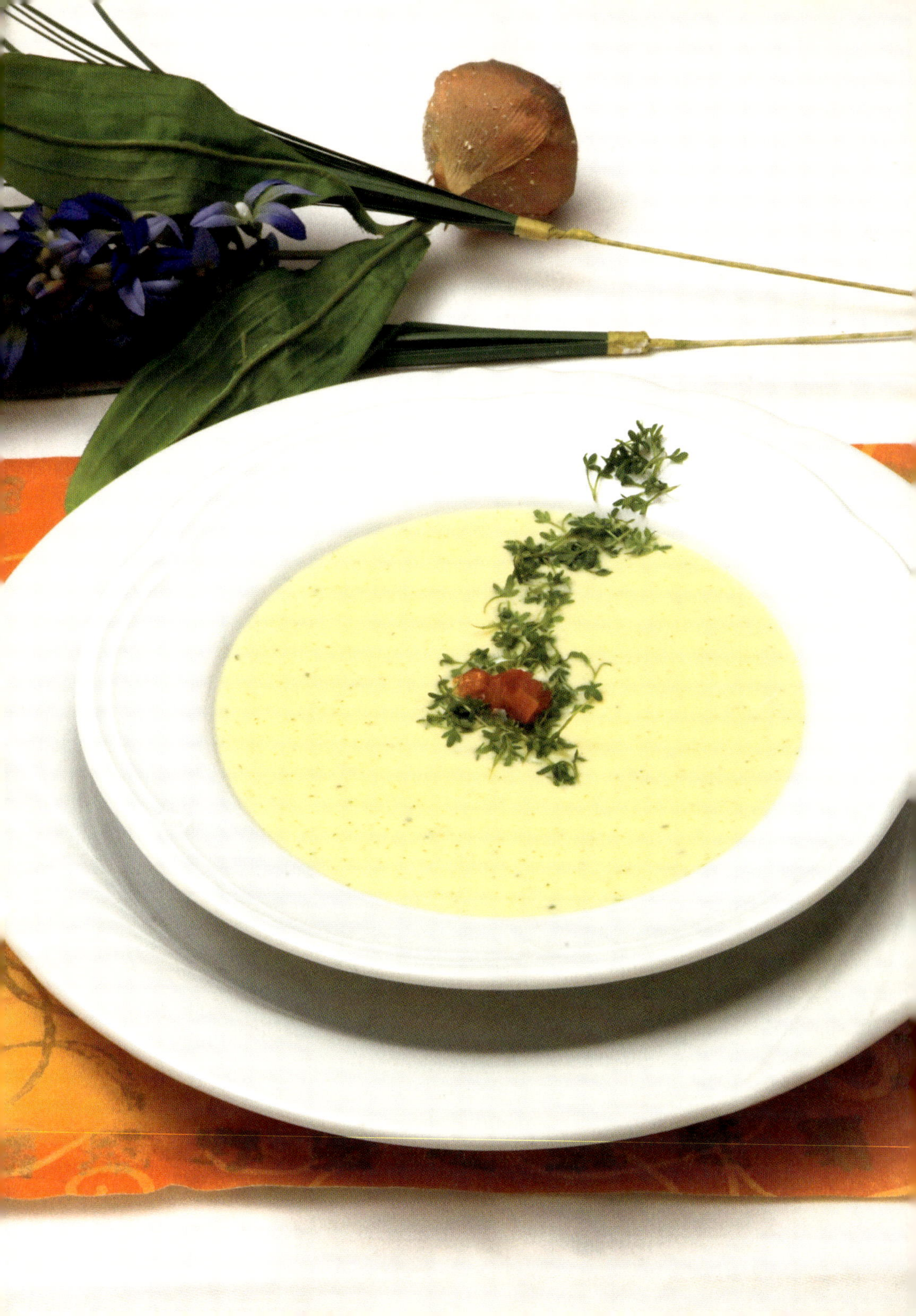

Schlank mit Brunnenkressesuppe

Zutaten (4 Portionen): 350 g Kartoffeln, 800 ml Gemüsebrühe, 200 g Brunnenkresse, 80 ml fettarme Kaffeesahne, 3 TL Butter, Cayennepfeffer, Muskatnuss

Zubereitung: Kartoffeln schälen, waschen und würfeln. Brühe erhitzen und Kartoffen darin köcheln lassen. Kresse abzupfen und zusammen mit der Sahne und der Butter in die Brühe gegeben. Dann das Ganze pürieren und mit Cayennepfeffer und Muskatnuss fein abschmecken.

Bei dieser Schlankheitssuppe freuen sich sogar die Fettzellen – denn sie werden überschüssige Triglyzeride los, mit denen sie vollgestopft sind und die sie eigentlich belasten.

Leichte Gemüsesuppen oder -brühen haben den Vorteil, dass sie sättigen, aber nur wenige Kalorien, dafür aber wertvolle Nährstoffe enthalten.

Mit Fastenbrühen erfolgreich gegen überflüssige Pfunde

Das Nordic-Slim-Prinzip ist genial einfach und einfach genial: Die Muskeln werden bei Nordic-Walking-Ausflügen mit den Poles in Schwung gebracht und verheizen fleißig Fettmoleküle, wobei sich die Fettzellen so nach und nach entleeren. Sie werden aber nicht wieder mit Triglyzeriden aufgefüllt – weil die Ernährung eben mehr Gesundes enthält und nicht mehr die gewohnten Dickmacher wie Pommes frites, Hamburger, Pizza, fette Bratensaucen, Chicken Wings, Currywürste, süße Sahnetorten, Limonade oder Colagetränke.

Ideal für einen Fastentag

Wer es mit dem Fatburning auf dem Weg zur Idealfigur besonders eilig hat, darf ruhig auch einmal einen Tag mit nährstoffreichen Fastenbrühen einlegen. Sie schmecken gut und sättigen ausreichend, kräftigen das Immunsystem, entschlacken den Körper, wirken belebend und aufbauend. Denn sie enthalten alles, was der Organismus – nicht nur zum Abspecken – benötigt.

Brunnenkresse liefert nicht nur wertvolle Vitalstoffe, sondern auch jede Menge Geschmack!

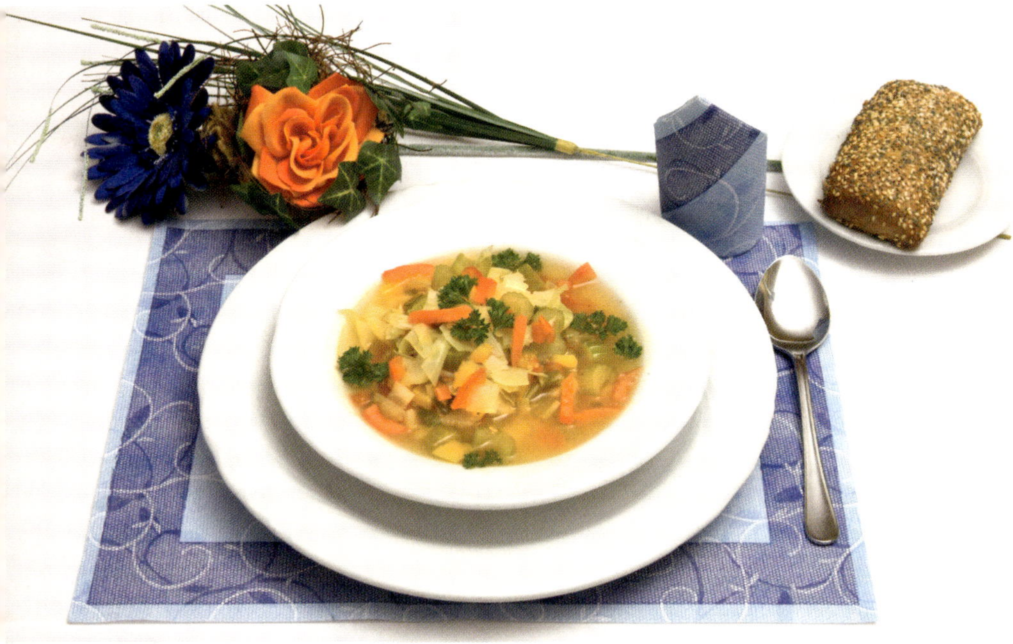

Für die leckere Gemüsebrühe sollten Sie die Zutaten auf dem Markt kaufen.

Leckere Gemüsebrühe

***Zutaten:** 6 Frühlingszwiebeln, 6–12 frische Tomaten, 1 großer Kopf Weißkohl, 2 große grüne Paprikaschoten, 1 Sellerieknolle oder 1 Bund Selleriestangen, 2 Tüten Instant-Zwiebelsuppe, Pfeffer, Curry, Chilipulver, 1 Bund frische Petersilie*

Zubereitung: Das Gemüse waschen, putzen, klein schneiden und in einem Topf mit Wasser ca. 10 Minuten lang kochen. Instant-Suppe oder -Brühe nach Packungsanweisung hinzugegeben, anschließend den Topf mit Wasser auffüllen. Das Gemüse sollte großzügig mit Wasser bedeckt sein. Das Ganze bei niedriger Hitze fertig garen und mit Pfeffer, Curry, Chili und der gehackten Petersilie pikant abschmecken.

Diesen Schlankmacher kann man über den Tag verteilt trinken. Im Kühlschrank aufbewahrt, wird er zum erfrischenden Gemüsetrunk.

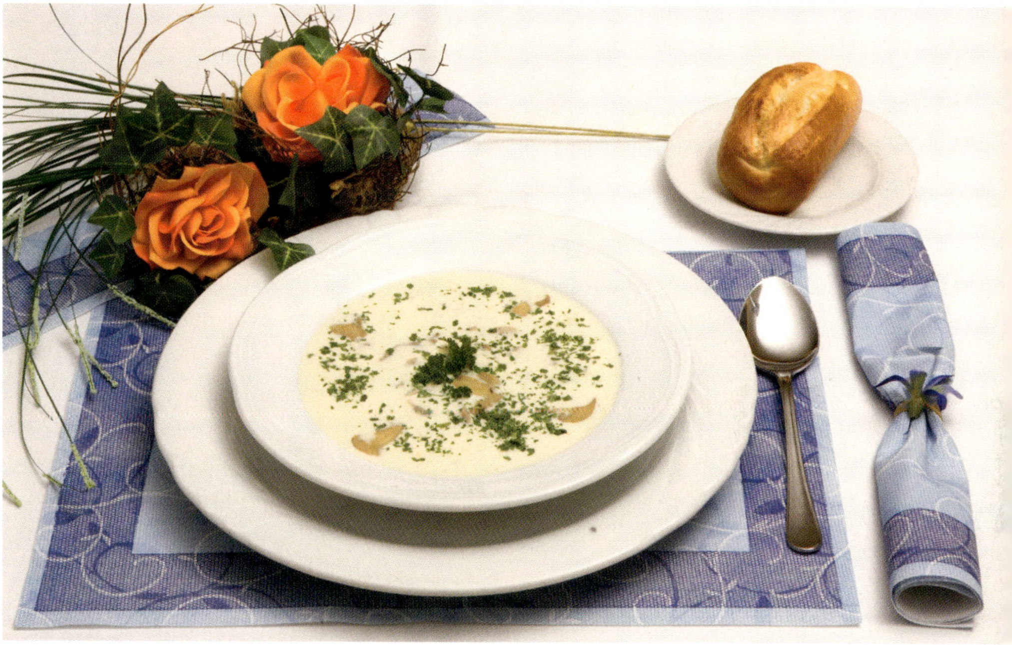

Schlank mit Champignonsuppe

Mit dieser Suppe schmeckt das Abnehmen so richtig gut!

Zutaten (6 Portionen): 500 g frische Champignons, 150 g Zwiebeln, 10 g Butter, 750 ml Gemüsebrühe, 30 g Speisestärke, 150 ml kalte Milch (1,5 % Fett), Paprika, 1/2 Bund Petersilie

Zubereitung: Die Champignons putzen (nach Möglichkeit nicht waschen, das schadet dem Geschmack), grobe Verschmutzung mit einem Küchenkrepp abreiben, in dünne Scheiben schneiden. Zwiebeln abziehen, fein würfeln und in der Butter in einem großen Topf glasig dünsten ohne sie braun werden zu lassen. Die Pilze zugeben und ca. 5 Minuten mitdünsten. Die Gemüsebrühe angießen und alles fertig garen lassen. Milch mit Speisestärke anrühren und die Suppe damit binden. Mit Paprika und Pfeffer kräftig abschmecken. Mit frisch gehackter Petersilie bestreut servieren.

Zehn **Top-Nährstoffe** für die Traumfigur

Die Natur wünscht sich, dass ihre Lebewesen ein Leben lang schlank bleiben. Naturbelassene Lebensmittel tragen dazu bei.

Wir Menschen brauchen rund 70 verschiedene Nährstoffe, damit jede einzelne unserer etwa 70 Billionen Körperzellen gut funktioniert: neben den Energiespendern Fett, Kohlenhydrate und den 20 verschiedenen Eiweißbausteinen etwa 15 Vitamine, sieben Mineralien und rund 30 verschiedene Spurenelemente, einige von ihnen in verschwindend geringen Mengen. Vom Metall Kobalt, das Kernstück des lebenswichtigen Vitamin B_{12} ist, benötigen wir beispielsweise im ganzen Leben nicht mehr als ein Weizenkorn wiegt. Wissenschaftler fragen sich übrigens noch heute, was die Natur vor vielen hundert Millionen Jahren dazu bewogen haben mag, dieses rätselhafte Spurenelement in das Vitamin einzubauen. Denn nirgendwo sonst in unserem Organismus spielt Kobalt eine Rolle.

Vitamine, Mineralstoffe oder Fettsäuren sind auf recht unterschiedliche Weise in unserem Körper aktiv. Es gibt aber zehn spezielle Biostoffe, die gebündelt Nordic Slim zur besten Waffe gegen überflüssige Speckpolster an Bauch, Hüften, Po und Oberschenkeln machen. Verständlich, dass diese Natursubstanzen in unserer Nahrung auch besonders häufig vertreten sein sollten.

Eiweiß (Protein)

Unsere Muskeln bestehen vorwiegend aus den Proteinen Aktin und Myosin, dem Rohstoff für die Bildung von Muskelfasern. Selbst ein kurzer Nordic-Walking-Ausflug durch den Park führt dazu, dass Muskeln verstärkt Eiweiß aus dem Nahrungsbrei anfordern, um neue Fasern zu bilden. Sie verbrennen dann auch wieder mehr Triglyzeride zu Energie.

Damit der Stoffwechsel auch perfekt funktioniert, hat die Natur über 20 verschiedene Eiweißbausteine entwickelt, die so genannten Aminosäuren. Es gibt spezielle Bausteinchen für unser Bindegewebe (wie beispielsweise Prolin oder Cystein), für starke Nerven und gute Laune (wie Phenylalanin und Tyrosin) sowie Aminosäuren für den Bau üppig-junger Muskelmasse – dies sind beispielsweise Leuzin, Isoleuzin und Valin. Weil Muskeln für Bewegungstiere wie uns Menschen elementar wichtig sind, hat die Natur es auch gleich so eingerichtet, dass diese letzteren Aminosäuren, die »drei Musketiere«, nicht erst lange den Umweg aus dem Nahrungsbrei im Darm über das Blut und die Leber nehmen müssen, sondern direkt den Muskeln zugeführt werden. Es sind große, sperrige Eiweißbausteine, die von Wissenschaftlern als verzweigtkettige Aminosäuren bezeichnet werden. Da wird schon klar, dass Nahrungseiweiß bei Nordic Slim eine herausragende Rolle spielt.

Eiweißreiche Nahrung liefert Biostoffe für stramme Muskeln. Ideal: Tofu, der Sojaquark, der ähnlich wie Fleisch alle Aminosäuren enthält, dessen Proteine aber besser verwertet werden.

Eiweiß ist in unserer Nahrung mehr als genug enthalten, dagegen hapert es meist bei der Eiweißverwertung, für die viel Magensäure benötigt wird.

Expertentipp

▶ Jeweils vor der Hauptmahlzeit etwas Saures essen oder trinken (z. B. einen mit Zitronensaft angemachten Salat oder ein Schnapsgläschen Apfelessig).

▶ Im Schnitzel sind die Aminosäuren noch fest miteinander verknüpft, demnach schwerer abzubauen. Bis zu 40-mal leichter verdaulich und somit schneller verwertbar ist pflanzliches Eiweiß, z. B. in Hülsenfrüchten und Gemüse.

▶ Die besten pflanzlichen Proteinlieferanten sind Sojabohnen bzw. Tofuprodukte.

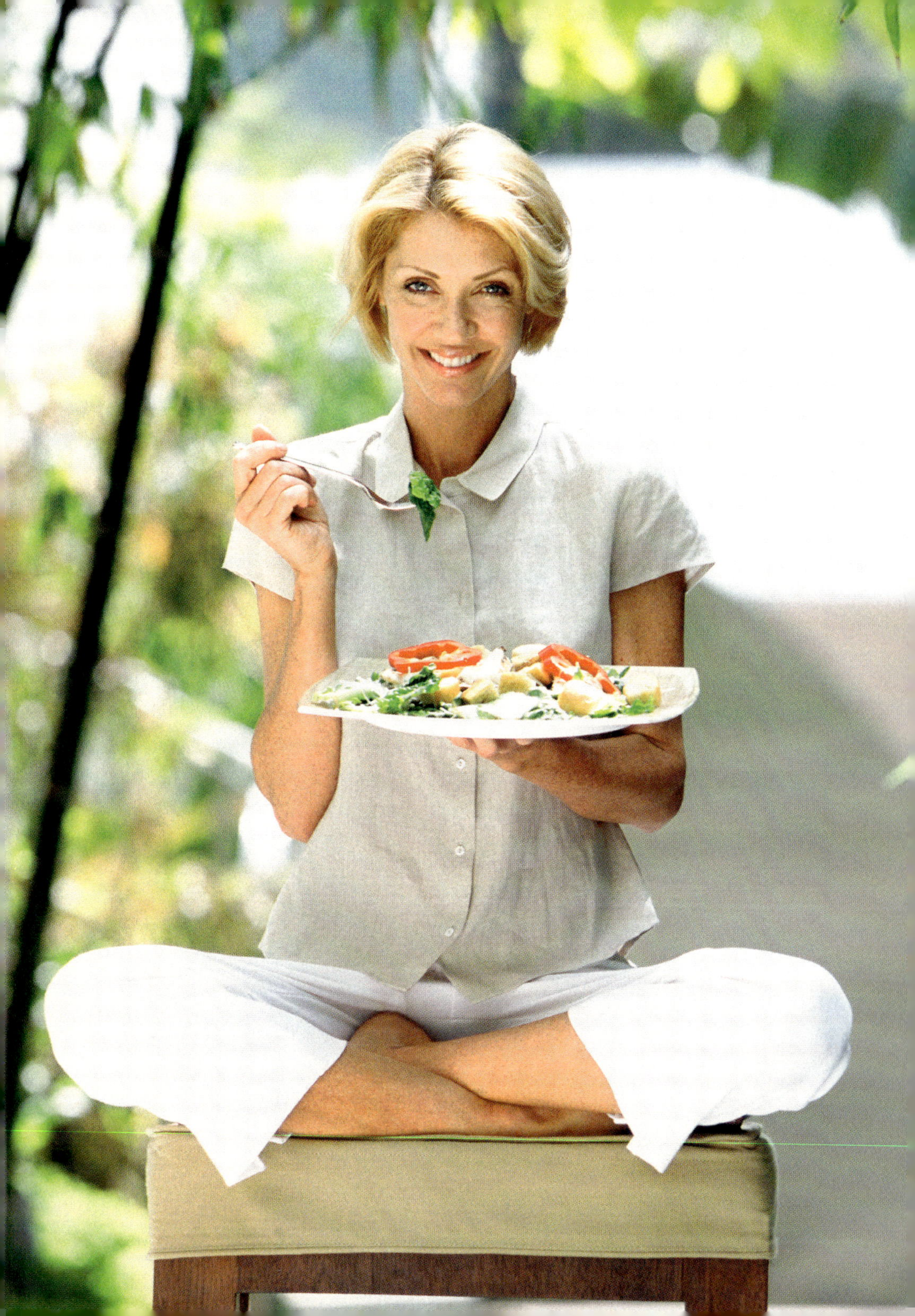

Kohlenhydrate

Kohlenhydrate sind für die Muskeln zunächst einmal das wichtigste Energiefutter, so etwas wie der Anlasser für sportliche Betätigung. Ganz egal, ob wir Fenster putzen, den Garten umgraben oder mit Walking-Poles durch die Wälder stapfen – zunächst wird Glukose verheizt, die kleinsten Bausteine der Kohlenhydrate. Erst wenn die Glukosereserven (das so genannte Glykogen) verbraucht sind, fordern Mitochondrien auch Fettmoleküle als Power-Rohstoff an.

Unsere Gehirn- und Nervenzellen brauchen reichlich Glukose, die kleinsten Bausteine der Kohlenhydrate, als Energienahrung.

Glukose, der Blutzucker, ist aber auch praktisch die einzige Energienahrung für unsere 300 Milliarden Gehirn- und Nervenzellen. Sie können mit Triglyzeriden nichts anfangen. Ein Absinken des Blutzuckerspiegels führt demnach schnell zu Lustlosigkeit und einem defensiven Stressverhalten. Nordic Walking macht dann weniger Spaß, die Freude an körperlicher Bewegung stellt sich nicht so recht ein.

Unsere Muskeln wünschen sich Kohlenhydrate in ihrer ursprünglichen, naturbelassenen Form, also beispielsweise als Kartoffeln, Naturreis, Vollkornprodukte oder Gemüse. Dann werden die winzigen Glukosebauteilchen in einem langen Verdauungsprozess im Dünndarm gespalten und in Form von Blutzucker den Muskelzellen zugeführt. Anschließend wird der Energieofen in unseren Muskeln so richtig schön befeuert. Weißbrot, Brötchen, Nudeln oder der weiße polierte Reis sind kein Ersatz.

In hübschen, jugendlich-üppigen Muskeln steckt auch stets viel gesundes Wasser. Denn jedes Glukosemolekül bindet drei Teilchen Wasser – ein guter Grund mehr dafür, sich gesund zu ernähren.

Für Salate sollte man grundsätzlich gesunde Pflanzenöle wie Sonnenblumen-, Oliven- oder Sojaöl verwenden – der Gesundheit zuliebe.

Ungesättigte Fettsäuren

Die ungesättigten Fettsäuren (siehe dazu auch Seite 76 ff.) spielen bei Nordic Slim eine ganz besonders wichtige Rolle. In der Küche sollten Sie daher lieber öfter Butter, Margarine oder Backfette weglassen und nach Möglichkeit Oliven-, Raps-, Sonnenblumen-, Soja- oder ein ande-

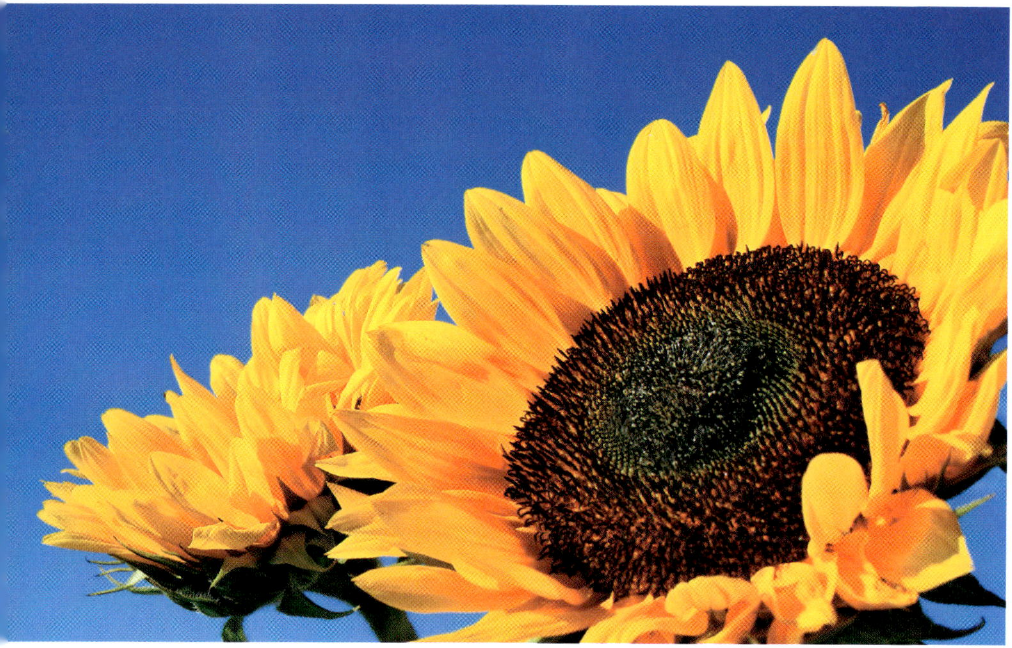

Sonnenblumen enthalten wertvollen Fettsäuren mit der Kraft der Natur.

res gutes Pflanzenöl verwenden. Doch aufgepasst: Diese kostbaren Lipide zählen zu den empfindlichsten Nährstoffen – durch Hitze werden sie schnell zerstört, also ranzig – und dann können sie dem Organismus mehr schaden als nutzen. Derart oxidierte Fettsäuren produzieren nämlich freie Radikale, die Zellen angreifen, zerstören oder vorzeitig altern lassen. In der Natur sind ungesättigte Fettsäuren praktisch niemals höheren Temperaturen als etwa 40 °C ausgesetzt, die sie auch noch gut vertragen.

Fisch und Pflanzen als Lieferanten

Ungesättigte Fettsäuren zählen zu den besten Fatburnern, sie sind besonders reich in Kaltwasserfisch enthalten. Man muss und sollte deshalb aber nicht unnötig viel Kabeljau, Heilbutt oder Rotbarsch essen, vernünftiger ist es, den Bedarf an diesen hochwertigen essenziellen Fettsäuren aus pflanzlicher Nahrung zu decken. Die besten Lipidspender aus dem Garten der Natur sind Avocados, Oliven, Nüsse, Mais, Hülsenfrüchte, Samen und Kerne. Sie helfen mit, den Cholesterinspiegel zu senken und wirken auch entzündungshemmend. Aus Omega-6- und Omega-3-Fettsäuren macht unser Stoffwechsel so genannte Eicosanoide, die das Blut dünnflüssig halten und Entzündungen vorbeugen.

Omega-Fettsäuren für die Schönheit

Typische Fleischfettsäuren wie die Arachidonsäure stimulieren die Produktion spezieller Prostaglandine, Gewebehormone, die für Entzündungen, Schwellungen oder Rötungen verantwortlich sind. Die Fleisch- und Wurstfans unter uns leiden demnach häufiger unter Entzündungen, nässenden, juckenden Hauterscheinungen oder Juckreiz als Zeitgenossen, die ihren Fettbedarf mit Omega-Säuren decken. Ungesättigte Fettsäuren stimulieren die Synthese verträglicherer Prostaglandintypen, sie machen schlank und sind zudem noch ein echtes Schönheitsmittel, unverzichtbar für jugendlich geschmeidige Haut und schönes Haar.

Ungesättigte Fettsäuren machen schlank und schön, vor allem sorgen sie für eine bessere Durchblutung und niedrigere Blutfettwerte.

Vitamin C

Der vielleicht potenteste Fettschmelzer überhaupt ist Vitamin C. Tiere in freier Natur produzieren das Vitamin im Bedarfsfall selbst, so beispielsweise besonders nachts, wenn es kalt ist, um sich nicht zu erkälten. Oder eben auch, wenn ihre Fettzellen zu viele Triglyzeride angereichert haben.

Vitamin C ist an praktisch allen lipolytischen, also Fett schmelzenden Mechanismen in unserem Körper beteiligt. Ein Defizit an diesem Vitamin führt fast immer dazu, dass sich überflüssiges Fett ansammelt. Der Biostoff ist wichtiger Bestandteil von lipolytischen Enzymen.

Wenn wir also einen Apfel essen oder ein Glas frisch gepressten Orangensaft trinken, schließen sich die darin enthaltenen Vitamin-C-Moleküle schon nach etwa einer Stunde mit Eiweißbausteinen oder Spurenelementen zu Faktoren zusammen, die gezielt Fett abbauen oder in Muskelzellen verbrennen.

Zur Fettverbrennung und als Schutz vor freien Radikalen

Frisches Obst ist immer reich an Vitamin C, dem vielleicht wichtigsten Basisvitamin in unseren Lebensmitteln, unverzichtbar als Enzymspender.

Ganz klar also, dass alle Drüsen, die Fett schmelzende Hormone oder andere Substanzen herstellen, besonders reich mit Vitamin C versorgt werden müssen. Dazu zählen der Hypothalamus und die Hirnanhangsdrüse im Zwischenhirn, die Schilddrüse und die Nebennieren. Vitamin C erhöht darüber hinaus zusammen mit Eisen die Wirkung von Karnitin, einer Eiweißsubstanz, die Fettsäuren zur Verbrennung und Energiegewinnung in die Mitochondrien der Zellen einschleust.

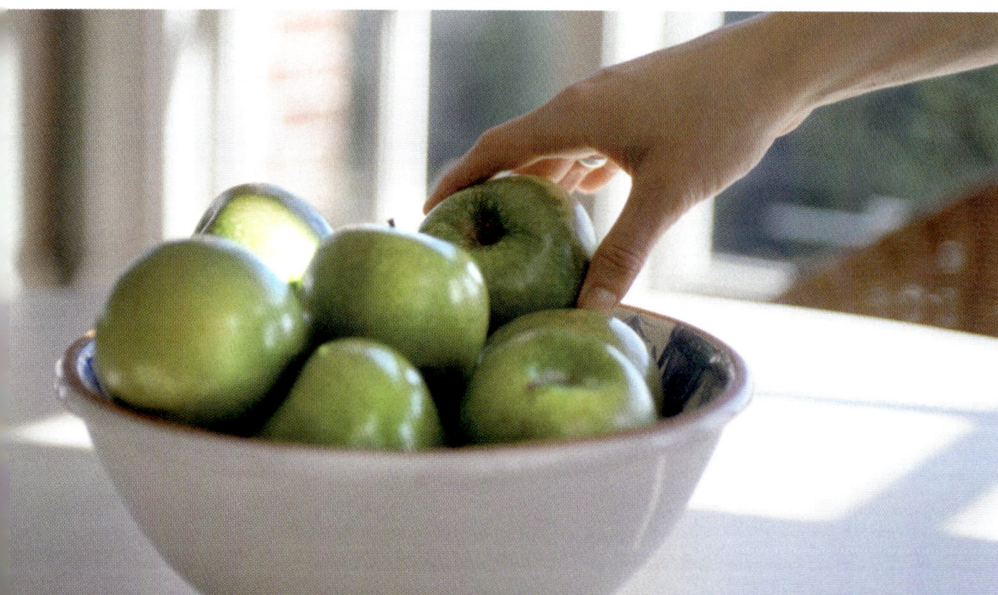

Genug Gründe also, um im Supermarkt fortan öfter am Obst- und Gemüsestand zu verweilen und nicht immer gleich zur Fleisch- und Wurstabteilung zu eilen. Alle frischen Obst und Gemüsesorten sind reich an Vitamin C. Die Pflanzen produzieren es, um ihr verletzliches Venensystem, mit dem sie selbst Nährstoffe aus dem Erdreich aufsaugen, zu festigen und vor freien Radikalen zu schützen.

Magnesium

Dieses wundervolle Element ist eine wahre Wunderwaffe im Nordic-Slim-Programm. Bereits in den Pflanzenzellen ist es der geheimnisvolle Kern des Chlorophyllmoleküls, des Blattgrüns, liebevoll eingebettet in ein dichtes Paket aus Kohlenstoff-, Wasserstoff- und Stickstoffatomen. Schon am frühen Morgen, wenn die ersten Sonnenstrahlen die Pflanzen streicheln, fischt sich das Chlorophyll ehrgeizig die Photonen aus dem neuen Tageslicht und lädt sich dabei in einer unvorstellbaren Geschwindigkeit von einer billiardstel Sekunde mit Energie auf. In weiteren Schritten der so genannten Photosynthese entsteht chemische Energie, der die Natur alles Leben auf Erden verdankt und die man tatsächlich essen kann. Beispielsweise wenn man magnesiumreiche Lebensmittel wie grünes Blattgemüse oder -salate, Obst, Vollkornprodukte, Naturreis oder Pilze konsumiert, also pflanzliche Kost irgendwelcher Herkunft.

Essen Sie so oft wie möglich magnesiumreiche Pflanzenkost. Der Einkauf dazu wird Ihnen recht leicht gemacht: Alles, was grün ist, kommt in den Korb.

Kaum in unserem Darm und später in einer Muskelzelle angelangt, wird das Magnesium schon wieder höchst lebendig, und zwar als Kernstück eines Enzyms, das für die Zellenergie der Muskeln benötigt wird. Magnesium steuert auch die Synthese von Proteinen mit der wissenschaftlichen Bezeichnung »2,3-DPG«, die für die Sauerstoffnutzung unerlässlich sind. Experten haben herausgefunden, dass Jogger, Marathonläufer oder Nordic-Walking-Fans Sauerstoff mit ausreichend Magnesium ökonomischer verwerten – ein Mangel kann dementsprechend zu Muskelkrämpfen führen.

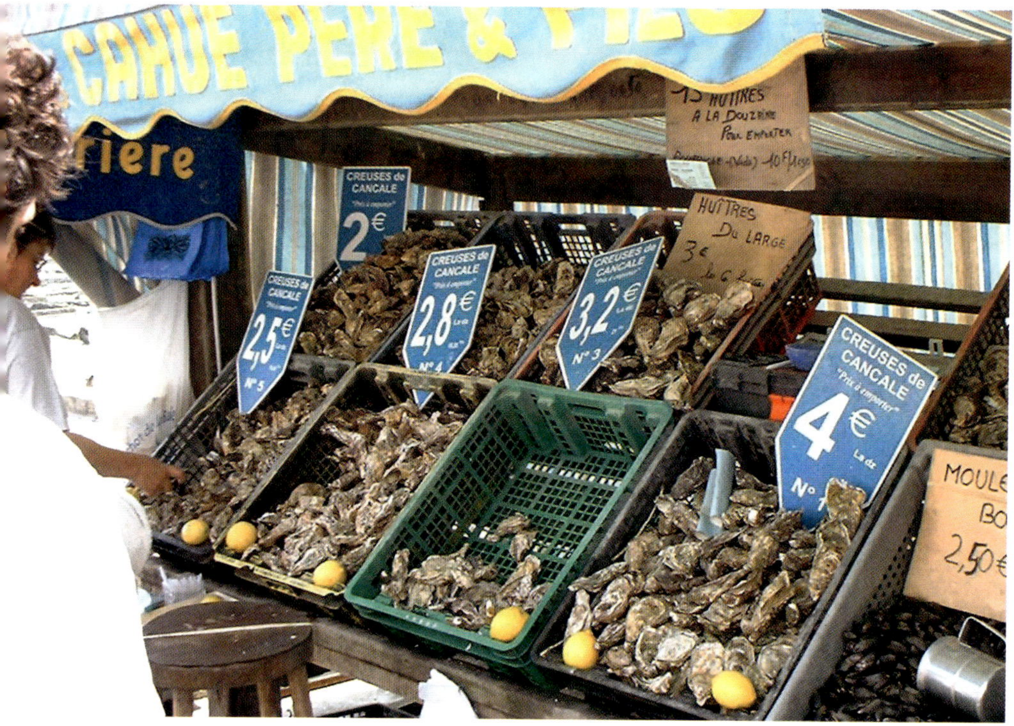

Austern sind eine Delikatesse – auch für unseren Organismus aufgrund des hohen Jodgehalts.

Jod

Dieses Spurenelement ist ebenfalls ein echter Fettfresser und Fitmacher, als wichtiger Bestandteil der Schilddrüsenhormone Thyroxin (T4) und Trijodthyronin (T3). In unserem Hypothalamus im Zwischenhirn entsteht das unendlich winzige Protein TRF (Thyroid Releasing Factor), das aus nur drei Eiweißbausteinen besteht, trotzdem aber Keim und Motor allen Lebens ist. In der nur etwa zwei Zentimeter entfernten Hirnanhangsdrüse stimuliert TRF die Abgabe des Hormons TSH (Thyroidstimulierendes Hormon), das wiederum die Schilddrüse anregt, ihre Hormone zu synthetisieren und ans Blut abzugeben. Über das insgesamt 100 000 Kilometer lange fein verzweigte Netzwerk der Blutgefäße erreichen T3 und T4 die Mitochondrien aller Zellen, in denen sie die Sauerstoffverwertung und die Produktion des Energiemoleküls ATP (Adenosintriphosphat) aktivieren, somit also einen lebendigen Stoffwechsel überhaupt erst ermöglichen.

Vorsicht vor Jodmangel

Weil diese Hormone so wichtig sind, saugt unsere nur ca. 25 Gramm leichte Schilddrüse Tag und Nacht, in jeder Minute und Sekunde unermüdlich Jod aus dem Blut, um das Spurenelement mit dem Eiweißbaustein Tyrosin zu einem Hormonkomplex zu verbinden. In unserem Körper stecken gerade mal 25 tausendstel Gramm Jod, im ganzen Leben brauchen wir nur wenige Gramm davon. Und trotzdem: Vielen Menschen fehlt Jod, die Schilddrüse kann uns dann nicht wach und aktiv machen. Typische Folgen: chronische Müdigkeit, Übergewicht. Deshalb sollte man in der Küche grundsätzlich jodiertes Salz oder Meersalz verwenden, gute Jodlieferanten sind auch Algen, Meeresfisch, Krabben, Muscheln und Austern.

Die »drei Musketiere« für das schnelle Fatburning: mit Sonne, Jod und Obst zurück zum Idealgewicht.

Vitamin D

Dieser Biostoff ist Sendbote der Sonne, die über eine Entfernung von 150 Millionen Kilometer alles Leben auf Erden regiert. Wenn Photonen (Lichtpartikel) nach einer achtminütigen Weltallreise auf unserer Haut auftreffen, landen sie in cholesterinhaltigen Zellen, die auf den Lichtimpuls hin Vitamin-D-Moleküle erzeugen. Diese Moleküle wandern im Blut zu den Körperzellen und werden dort als Leben spendende Faktoren gierig aufgenommen.

Ein Mitglied der »Super Family«

Vitamin D ist eigentlich eher ein Hormon, zusammen mit den Schilddrüsenhormonen und Vitamin A bildet es die so genannte Super Family von Molekülen, die nicht erst lange Rezeptoren an den Außenhüllen der Zelle ansteuern müssen, sondern sofort durch diese Schutzmembranen hindurchschlüpfen können, außerdem auch gleich noch durch die innere Schutzhülle des Zellkerns, der als Heiligtum und Hauptquartier der Zelle besonders geschützt ist. Hier im Zellkern aktiviert Vitamin D als so genannter Transkriptionsfaktor (Übersetzer) die Freisetzung von genetischen Schlankheitsimpulsen ins große wässerige Innere der Zelle hinein. Diese Eigenschaft macht das Vitamin zum bedeutenden Fettfresser.

Was wir von Pflanzen lernen können: Sie pumpen ihre Zellen stets mit ausreichend Wasser und Biostoffen voll.

Sonne und Nahrungsmittel als Vitamin-D-Spender

Wir erzeugen ausreichend Vitamin D, wenn wir uns genügend den Sonnenstrahlen oder dem hellen Tageslicht aussetzen. UV-Strahlen dringen auch durch Wolken und leichte Kleidung. Nordic Walking im Freien ist deshalb eine äußerst wirkungsvolle Beschaffungsmaßnahme für dieses vitalisierende Hormonvitamin.

Essen kann man Vitamin D übrigens auch, es ist in Lebertran, Meeresfisch, Milch, Eiern, Leber und Vollkornprodukten enthalten. Das Vitamin ist für den Kalziumstoffwechsel und das Knochenwachstum unerlässlich, deshalb besonders wichtig für Frauen in und nach der Menopause, die pro Jahr bis zu zwei Prozent ihrer Knochenmasse verlieren können.

Kalium

Schlankheitsimpulse kommen stets aus den Genen im Zellkern, aktiviert werden sie durch sportliche Bewegung und pflanzliche Biostoffe.

Dass Obst, Gemüse, Hülsenfrüchte oder Getreide so reich an diesem Mineral sind, ist kein Zufall. Pflanzen brauchen es schließlich, um ihre Zellen ausgiebig mit Wasser zu füttern und vollzupumpen. Kalium hilft ihnen, Wasser aufzunehmen, bis der Widerstand der Zellwände zu groß wird. Dann stehen Blumen, Sträucher oder Bäume jung und üppig da. Unsere Menschenzellen ähneln jenen der pflanzlichen Zellen, auch wir benötigen Kalium, um sie mit Leben spendender Flüssigkeit zu versorgen.

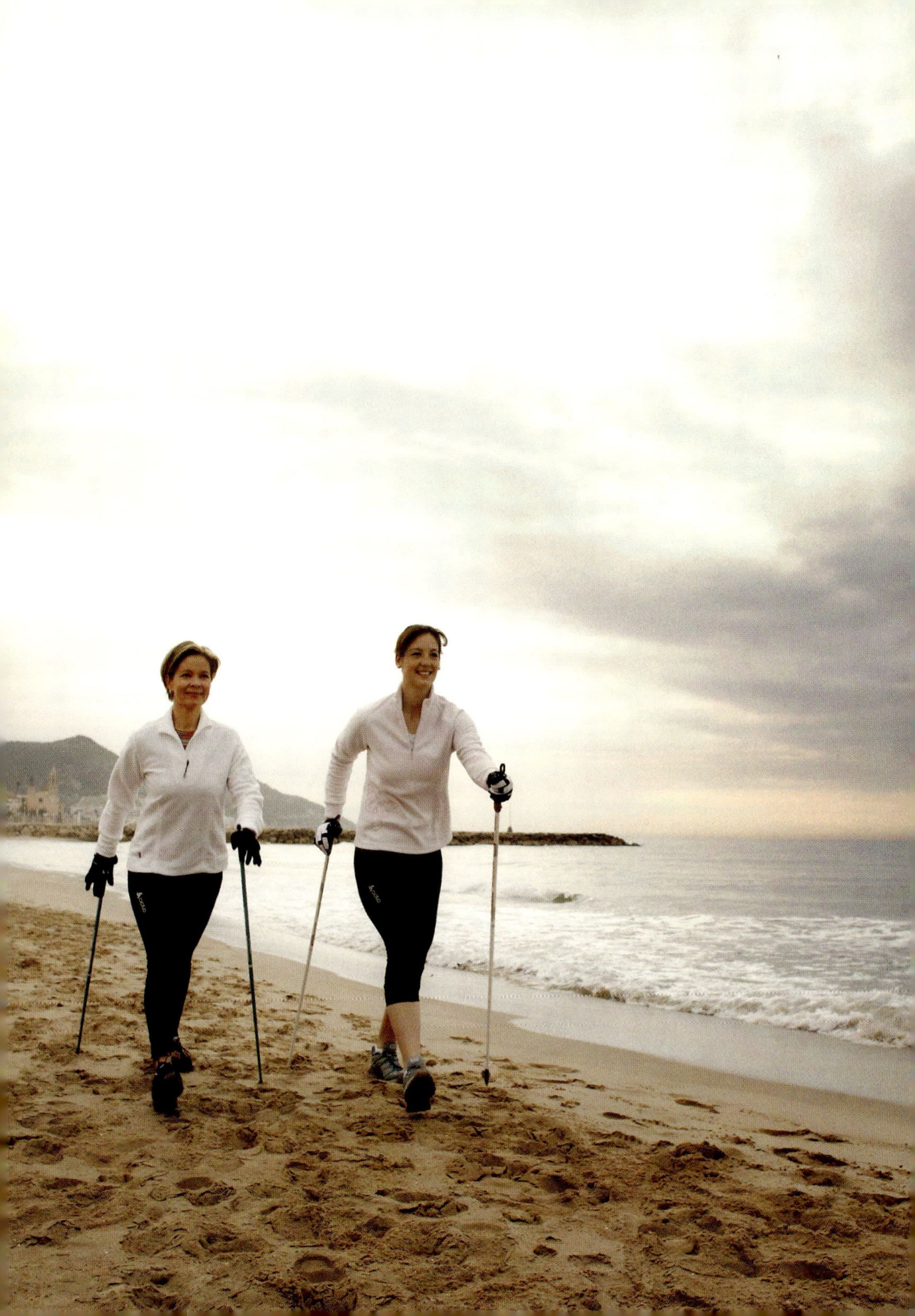

Kalium entzieht dem so genannten extrazellulären Gewebe (in dem alle unsere Zellen eingebettet sind) überschüssiges Wasser, das dort eigentlich nichts zu suchen hat, und pumpt es in die Zellen hinein. Das Mineral wirkt auf diese Weise entschlackend und es hilft aktiv beim Einschleusen von Nährstoffen wie beispielsweise Vitaminen, Eiweißen usw. in die Zellen mit.

Verzicht auf Kochsalz

Kalium und Salz vertragen sich nicht recht, denn unser Kochsalz ist reich an Natrium, dem Gegenspieler von Kalium. Eine ideale Nordic-Slim-Sprintkur zum raschen Ausschwemmen von überflüssigem Gewebewasser besteht darin, einfach einmal zwei Tage lang nichts als Gemüse, Hülsenfrüchte, Kartoffeln und Vollkornprodukte zu essen, schmackhaft gemacht mit Kräutern und Gewürzen. Da wird das Betreten der Fußbodenwaage im Badezimmer gleich zum Erfolgserlebnis. Bananen sind übrigens die allerbesten kaliumreichen Snacks gegen den kleinen Hunger.

Mit der neuen Zauberformel »Nordic Slim«: In freier Natur Sauerstoff tanken und Speckpolster abschmelzen.

Sauerstoff

Es ist die Atemluft, mit der wir dieses Element aufsaugen, das von Pflanzen gespendet wird und Menschen und Tieren ihre Lebensfähigkeit schenkt. Ein sehr feiner Austauschmechanismus in der Lunge sorgt dafür, dass der Eisen enthaltende rote Blutfarbstoff Hämoglobin Sauerstoffmoleküle aufnimmt und zu den Zellen trägt – mitten hinein in die Mitochondrien, in denen Glukose oder Fett zu Stoffwechselenergie verheizt wird. Je mehr Sauerstoff aufgenommen wird, desto zahlreicher, größer und üppiger können Mitochondrien werden, dementsprechend natürlich auch leistungsfähiger. Tiere in freier Natur – und auch unsere Kinder – verfügen über beneidenswert kräftige Mitochondrien, im Gegensatz zu eingefleischten Fitness-Muffeln, die gerne viel ihrer Freizeit im Fernsehsessel verbringen.

Von alleine kommt der Sauerstoff nicht in unsere Zellen, er muss natürlich eingeatmet werden. Aber auch das eingesaugte Luftvolumen entscheidet nicht alleine über die Zellatmung. Muskelzellen müssen Sauerstoff auch anfordern – und dies tun sie nur, wenn sie aktiv sind. Nordic Walking ist idealer Sauerstoffbeschaffer für unseren Körper, weil rund 90 Prozent unserer Muskeln beteiligt sind. Wer mit den Poles in sauerstoffreicher Luft wandert, z. B. im Wald oder auf regennassen oder feuchten Wiesenwegen, pumpt noch mehr von dem verjüngenden Lebensspender in seine Zellen.

Sauerstoff ist der Motor für die Fettschmelze: Im Wald und auf Wiesen den Kreislauf in Schwung bringen – das bringt's!

Bei kurzfristigen Anstrengungen wird erst einmal das so genannte ATP-PC-System (siehe das Special Seite 132 ff.) beansprucht. Wenn man es dann mit zwei schweren Einkaufstüten auch noch vom dritten in den vierten Stock hinauf schaffen muss, die Beinmuskeln aber bereits brennen, ist das Laktatsystem an der Reihe. Erlösend dagegen das aerobe Sauerstoffsystem beim Nordic Walking, wenn man, die Poles in Händen, fröhlich und gelöst durch die Landschaft wandert.

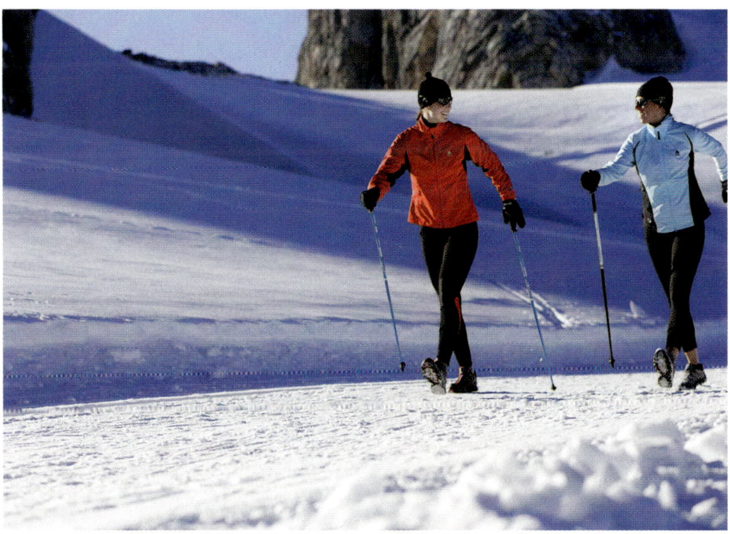

Sonne, Schnee & Nordic Walking – ein herrliches Naturerlebnis

Special: Die **Energiesysteme** im Körper

Das ATP-PC-System

Muskelenergie durch Sauerstoff und Phosphoratome: Man fühlt sich frischer, aktiv und wie verjüngt.

▶ Bei Nordic Walking ist man zu fast 100 Prozent im so genannten aeroben Bereich unterwegs, in dem Sauerstoff für die Energieproduktion bereitgestellt wird. Bei kurzer, intensiver sportlicher Betätigung hingegen, etwa beim Gewichtheben im Fitness-Studio oder beim Sprint auf der Aschenbahn, arbeiten die Muskeln im anaeroben Bereich, also ohne Sauerstoff. Hier wird das so genannte phosphagene oder ATP-PC-System aktiviert. Die Energie wird nach einem elektrischen Impuls in der Muskelzelle sofort freigesetzt. Ist ja auch ganz klar: Jagen und Flüchten erforderten von jeher viel Sofortenergie.

▶ Dabei werden die in den Muskelzellen vorhandenen ATP-(Adenosintriphosphat-)Moleküle, der eigentliche Energierohstoff, als erstes verheizt. Die kleinen ATP sorgen seit Milliarden Jahren auf stets die gleiche Weise für Zellenergie: In diesem Molekül binden sich jeweils drei Phosphoratome auf eine ganz spezielle Weise. Man kann sich so ein Molekül vorstellen als drei mit Helium gefüllte Luftballons, die durch feine Gummifäden miteinander verbunden sind und kräftig in den Himmel streben. Wenn man die Gummiverbindungen durchschneidet, wird ihre Energie frei und sie schnellen in die Lüfte. Dieser Mechanismus funktioniert bei jeder Muskelbewegung, ganz egal, ob wir einen Finger krümmen, mit den Augen zwinkern oder Nordic-Walking-Schritte setzen.

▶ Die frei gewordenen Phosphoratome werden sofort wieder eingefangen und mit neuen Gummifäden verknüpft, auf diese Weise werden Muskelzellen mit neuer Energie aufgeladen. Bei einer Sofortbelastung, wenn wir beispielsweise vor einem bissigen Hund davonrennen, können Muskelzellen mit Hilfe dieses phosphagenen Systems ihre Energieproduktion innerhalb einer zehntausendstel Sekunde um das 300fache steigern. Den Energierohstoff dafür liefern Sauerstoff, Glukose oder auch Fettsubstanzen, die vorher im Zytoplasma, dem Inneren der Muskelzelle, zerlegt wurden, um anschließend mit Hilfe von Karnitin in die Mitochondrien eingeschleust zu werden.

▶ Weil Muskelenergie lebensrettend sein kann, verfügen Muskelzellen noch über einen Ersatzrohstoff: Phosphokreatin (PC), das abgebaute ATP-Moleküle ersetzen und somit ein Defizit wieder ausgleichen kann. Die Phosphagene in ATP- und PC-Molekülen sind enorm energiereiche Phosphatstoffe, die Energie kurzfristig ohne Sauerstoff bereitstellen, dafür naturgemäß rasch erschöpft sind.

Das Laktatsystem

▶ Ein weiteres Energiesystem ist das ebenfalls anaerobe Laktatsystem. Laktate sind Salze der Milchsäure, sie entstehen als Endprodukt beim Abbau von Glukose, der so genannten Glykolyse. Wenn die in Muskelzellen verfügbaren ATP- und PC-Moleküle bereits verheizt sind (z. B. nach zahlreichen Kniebeugen, wenn die Beinmuskeln bereits schmerzen), baut das Laktatsystem Glykogen, die in Muskeln gespeicherte Glukose, zu ATP-Molekülen um, wobei Milchsäure als Abfallprodukt entsteht.

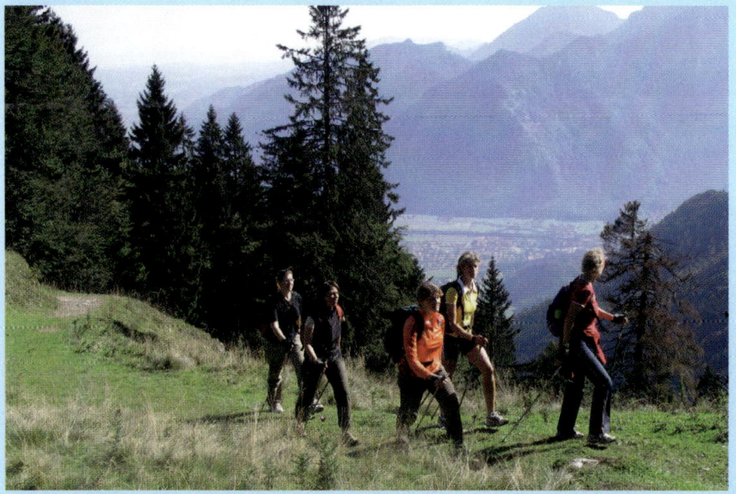

Nordic Walking – damit bringen Sie Ihre Energiesysteme auf Trab.

▶ Die Folge können Muskelverhärtung und Muskelkater sein. Milchsäure setzt ein Wasserstoffion frei, das den Säuregrad in der Muskelzelle erhöht und auf diese Weise den Zellstoffwechsel blockiert. Muskelkater ist eine genetisch programmierte Schutzfunktion der Natur, die vermeiden möchte, dass wir überlastete Muskeln noch weiter beanspruchen und auf diese Weise Muskelfaserrisse riskieren.

Bereitstellung langfristiger Energie

Das Schlankheitsgeheimnis: Die Triglyzeride aus dem Bauchspeck abbauen und in den Muskeln zu Energie verheizen.

▶ Nordic Walking betreibt man bekanntlich nicht im Schritttempo, sondern allmählich und anhaltend. Dabei wird das phantastische aerobe Energiesystem beansprucht – Energiegewinnung also mit Hilfe von Sauerstoff. Das Faszinierende dabei: Sämtliche Körper- und Muskelteile sind beansprucht, und es werden auch alle erdenklichen Energierohstoffe verheizt. Zunächst einmal Glukose (der Blutzucker) danach Glykogen (die Speicherglukose in Leber und Muskeln), dann freie Fettsäuren und Triglyzeride im Blut, schließlich die in Muskeln und Fettgewebe gespeicherten Triglyzeride und am Ende bei Bedarf auch noch Eiweißreserven aus Bindegewebe oder Muskeln. Alle diese Rohstoffe werden in die sich wieder und wieder erneuernde ATP-Synthese eingespeist.

▶ Dabei wird viel Sauerstoff verbraucht, Herz und Kreislauf werden aktiviert, Fette verbrannt, Kohlendioxide ausgeatmet – und im Stoffwechsel entsteht auch noch viel verjüngendes Zellwasser.

Der Krebs-Zyklus

Alle diese Prozesse ereignen sich in den Mitochondrien, die durch Nordic Walking enorm gekräftigt werden. Für die Entschlüsselung dieser Energieprozesse enthielt der deutsche Biochemiker Hans Adolf Krebs 1953 den Nobelpreis für Medizin. Der so genannte Krebs-Zyklus ist ein perfektes Zusammenarbeiten von schlagkräftigen Enzymen, die im Inferno und Elektronengewitter der Brennkammern aus Rohstoffen wie Glukosemolekülen Wasserstoff, Kohlendioxid und Elektronen heraustrennen.

Wasser

Der vielleicht wichtigste Nährstoff für unseren Organismus ist Wasser. Wenn Babys zur Welt kommen, bestehen sie bis zu 77 Prozent aus Wasser. Der Wasseranteil erwachsener Männer beträgt immer noch rund 60 Prozent, der von Frauen noch etwa 50 Prozent. Dies liegt daran, dass Frauen mehr Fett ansetzen als ihre männlichen Zeitgenossen. Je nach Gewebeart bestehen unsere Körperzellen bis zu 95 Prozent aus Wasser. Um gesund und leistungsstark zu sein, müssen sie also richtig vollgepumpt sein mit Wasser – ähnlich wie die Zellen von allen Pflanzen auf dieser Erde.

Ausgetrocknete Körperzellen führen zu Übergewicht. Lieber das Gewebe mit mehr Wasser aufpäppeln und dabei Fett verbrennen.

Wie viel Wasser im Körper gespeichert ist

Unser Wasserbedarf ist entsprechend groß, allein durch unser Gehirn strömen innerhalb von 24 Stunden rund 1500 Liter Wasser. Wenn Muskeln gut trainiert sind, beträgt ihr Flüssigkeitsanteil 75 Prozent, das Bindegewebe besteht zur Hälfte aus Wasser, die Nieren zu etwa 82 Prozent, das Gehirn zu 75 Prozent, die Leber zu 70 Prozent, Knorpel zu 80 Prozent und sogar unsere scheinbar trockenen Knochen enthalten bis zu 22 Prozent Wasser. Etwa 60 bis 70 Prozent des gesamten Körperwassers befindet sich als so genannte intrazelluläre Flüssigkeit im Inneren der Zellen, der Rest ist die extrazelluläre Flüssigkeit, in der alle Zellen eingebettet sind und aus der sie auch ihre Nährstoffe beziehen.

Viele Menschen schleppen zwei oder mehr Liter Wasser zu viel mit sich herum, das sich aber außerhalb der Zellen befindet, als extrazelluläres Wasser, das den Körper nur belastet, beispielsweise als Wassereinlagerungen (Ödeme).

Mit Nordic Slim bringen wir die »verrutschte« Wasserbalance in unserem Körper schnell wieder ins Lot. Das Motto: raus mit dem unnützen Wasser aus der extrazellulären Flüssigkeit und hinein damit in die Zellen, die dadurch ihren Stoffwechsel ankurbeln und regeneriert und verjüngt werden.

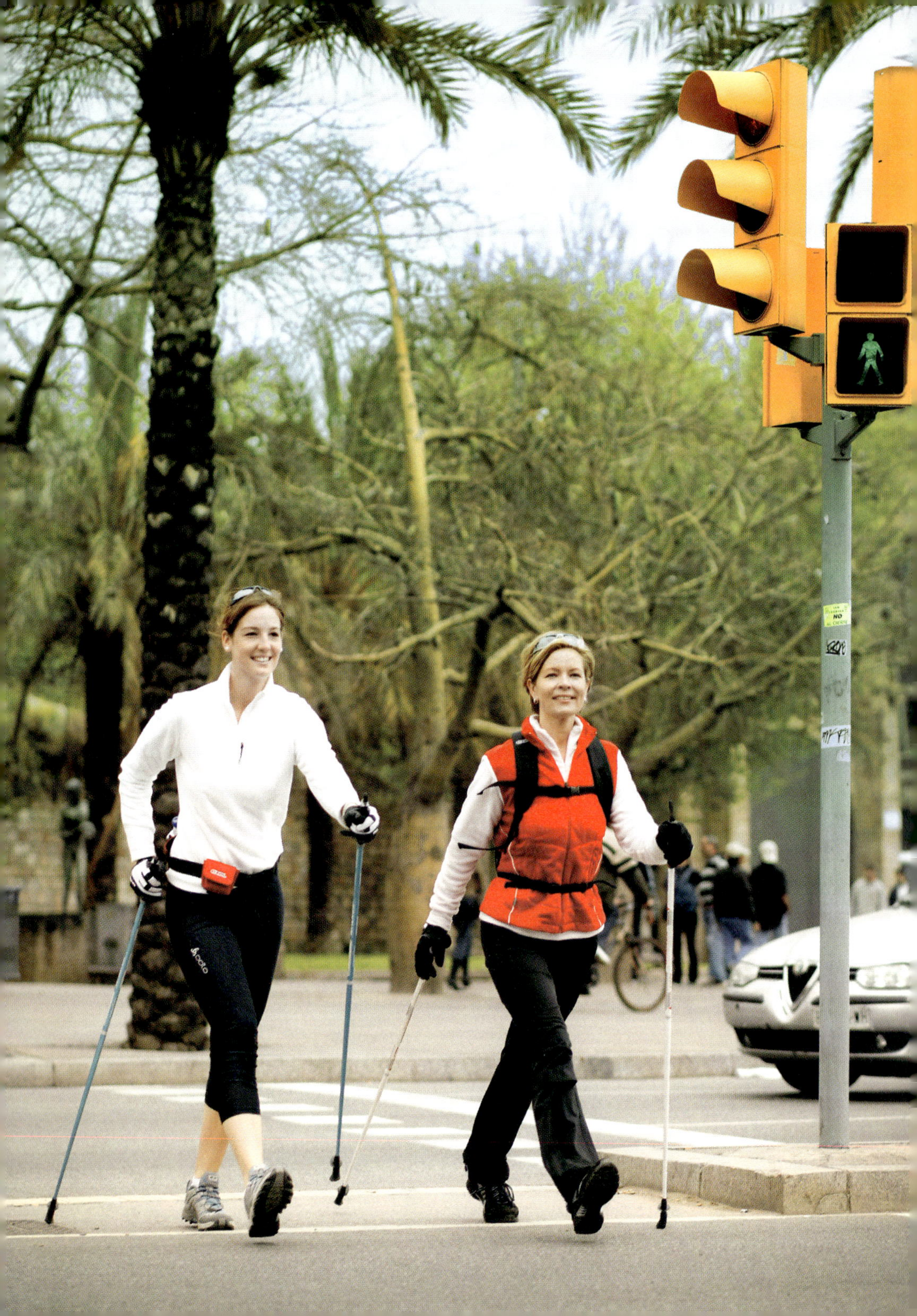

Der Wasserhaushalt wird durch so genannte Osmorezeptoren im Hypothalamus gesteuert sowie über Hormone der Hirnanhangsdrüse und der Nieren. Sie signalisieren uns bei Bedarf ein entsprechendes Durstgefühl. Löschen sollten wir unseren Durst mit Wasser, Mineralwasser, Kräutertees, Milch, Molke sowie möglichst selbst gepressten Frucht- und Gemüsesäften.

Wir brauchen pro verbrauchter Kilokalorie etwa ein Gramm Wasser.

Vorsicht: Fertige Obstsäfte sind oft künstlich gesüßt, Gemüsesäfte stark gesalzen. Getränke, die Genussgifte enthalten, wie Kaffee, schwarzer Tee, Bier, Wein oder Alkoholika bzw. auch süße Softdrinks wie Limo, Cola-Mix oder Cola kann unser Organismus kaum oder nur bedingt nutzen. Sie werden deshalb rasch über die Nieren ausgeschieden, schaden demnach unserer Gesundheit eher als dass sie nützen.

Ein Blick in unseren Wasserhaushalt

Beispiel: Eine Frau verheizt pro Tag 2000 Kilokalorien, dann benötigt ihr Körper zwei Liter Wasser. Wenn sie sich gesund ernährt, deckt sie ihren Flüssigkeitsbedarf auf folgende Weise:

- 1000 Gramm in Form von Getränken
- 750 Gramm aus wasserhaltigen Lebensmitteln wie Obst, Salat, Rohkost, Gemüse und Vollkornprodukten
- 250 Gramm holt sich der Organismus aus dem eigenen Stoffwechsel wieder zurück, denn bei jedem zu Energie verbrannten Glukosemolekül werden ja drei Teilchen Wasser frei.

Verloren werden pro Tag ebenfalls zwei Liter Wasser:

- 1200 Gramm als Urin
- 400 Gramm in Form von Schweiß oder Sekreten
- 200 Gramm über den Stuhl
- 200 Gramm durch Ausatmen über die Lunge

Packen Sie immer genügend Wasser zum Trinken ein: Dann kann es losgehen!

Glossar

Adipozyten: Fettzellen

Adrenalin: Stresshormon, vorwiegend im Nebennierenmark gebildet, wirkt aufputschend

Aminosäuren: die kleinsten Eiweißbausteine für den Aufbau von Zellproteinen

Amylase: Verdauungsenzym, das Kohlenhydrate zu Glukose abbaut

anabol: aufbauend; anabole Substanzen, wie das Bauchspeicheldrüsenhormon Insulin, helfen mit, Nährstoffe in Zellen einzuschleusen

Arthritis: Gelenkentzündung

Arthrose: degenerative Gelenkerkrankung

Chromosomen: Träger der Erbanlagen in Zellkernen

Coenzym: Substanzen, die überall im Körper Stoffwechselreaktionen stimulieren, indem sie den Enzymen zur Hand gehen

Diabetes mellitus: Zuckerkrankheit

Enzym: Protein, das im Körper Stoffwechselreaktionen in Gang setzt

extrazellulär: außerhalb der Körperzellen

Gen: Träger unserer Erbanlagen

Glukagon: Hormon, das in der Bauchspeicheldrüse gebildet wird, Gegenspieler von Insulin

Glukokortikoide: Hormone der Nebennierenrinde

Glukose: kleinste Einheit der Kohlenhydrate, wird häufig auch Blutzucker genannt

Glykogen: Glukosespeicherform in Leber, Muskeln und Blut

Hämoglobin: roter Blutfarbstoff

Insulin: Hormon der Bauchspeicheldrüse, das Glukose, den Blutzucker, in Körperzellen einschleust

Karnitin: Enzym, das Fettsäuren zur Verbrennung in Mitochondrien einschleust, die Energiebrennkammern in den Körperzellen

Karotene: Pflanzenschutz und Pflanzenfarbstoffe, aus denen unser Stoffwechsel Vitamin A herstellt

Kohlenhydrat: pflanzlicher Nährstoff, aus dem durch Abspaltung verschiedene Zuckermoleküle entstehen

Lipasen: Enzyme, die Nahrungsfett zu Fettsäuren und anderen Fettbestandteilen abbauen

lipogen: Fett einbauend

Lipolyse: Fettfreisetzung

lipolytisch: Fett freisetzend

Mitochondrien: Brennkammern in Körperzellen, in denen Blutzucker oder Fettmoleküle zu Energie verheizt werden

Neurotransmitter: Nervenreizstoffe, über die z. B. stimmungsaufhellende Signale übertragen werden

Noradrenalin: wichtiger Nervenstoff, ein Glückshormon, das vorwiegend in Nerven- und Gehirnzellen synthetisiert wird

Omega-Fettsäuren: mehrfach ungesättigte Fettsäuren, die den Stoffwechsel beleben

Präadipozyten: leere Fettzellen, die im Körper als Reserve dienen, sich bei Fehlernährung aber auch mit Triglyzeriden füllen können

Proteine: Eiweißmoleküle

Ribosomen: Eiweißwerkstätten in Körperzellen, in denen aus Aminosäuren Zellproteine entstehen

Serotonin: Nervenreizstoff, wichtig für ausgeglichene Stimmung

Spurenelemente: Nährstoffe, die in unserem Stoffwechsel nur in winzigen Mengen benötigt werden

Thyroxin: wichtiges Hormon der Schilddrüse, wirkt belebend, aktiviert den Stoffwechsel

Triglyzeride: Fettmoleküle, aus denen unser Fettgewebe besteht

Trijodthyronin: Schilddrüsenhormon

TSH: Hormon der Hirnanhangsdrüse, das die Schilddrüse zur Abgabe ihrer Hormone an die Blutbahn stimuliert

Zellproteine: Eiweißmoleküle, die für die Aufrechterhaltung des Zellstoffwechsels sorgen

Danksagung

Die Autoren Dr. med. Klaus-Peter Stock und Klaus Oberbeil bedanken sich bei bei der Firma EXEL und der Firma Fischer Ski für die Bereitstellung der schönen Nordic-Walking-Fotos. Auch die Urlaubsgebiete Warth-Schröcken und Chiemgau-Tourismus haben Bilder beigesteuert, ebenso wie die Sportartikelhersteller Reebok und Puma. Franz Faltermaier (www.photo-ff.de) fotografierte die Chiemgau-Klinik sowie die köstlichen Nordic-Slim-Suppen, die dort in der Küche zubereitet wurden.

Ein besonderer Dank gilt auch dem Team der Chiemgau-Klinik in Marquartstein, das mit viel Kreativität und Engagement zum Gelingen dieses Ratgebers beigetragen hat.

Information zur Chiemgau-Klinik

▶ Die Chiemgau-Klinik Marquartstein ist eine Rehabilitationsklinik der Deutschen Rentenversicherung Knappschaft-Bahn-See.

▶ Die Behandlungsschwerpunkte dieser Klinik sind psychovegetative Erschöpfungsbeschwerden (wie beispielsweise stressbedingte Erkrankungen), Stoffwechselerkrankungen (z. B. starkes Übergewicht) und Verschleißerkrankungen des Skelettsystems.

▶ Weitere Informationen sowie Adresse, Kontaktdaten und Lagebeschreibung finden Sie im Internet unter:
www.reha-hospital.de/bayern/oberbayern/chiemgau-klinik.html

Die im Buch veröffentlichten Ratschläge wurden von den Verfassern sorgfältig erarbeitet und geprüft. Eine Garantie kann dennoch nicht übernommen werden, ebenso ist eine Haftung der Verfasser bzw. des Verlages und seiner Beauftragten für Personen-, Sach- und Vermögensschäden ausgeschlossen.

Bibliografische Information der Deutschen Bibliothek
Die Deutsche Bibliothek verzeichnet diese Publikation in der Deutschen Nationalbibliografie; detaillierte bibliografische Daten sind im Internet über http://dnb.ddb.de abrufbar.

Bildnachweis
Alle Fotos stammen von Franz Faltermaier, von den Firmen Reebok und Puma, von Fischer und exel sowie von Chiemgau-Tourismus und vom Fremdenverkehrsamt Warth-Schröcken außer:
Castelli & Steinberger Photographen, München: 74; Dominik Parzinger, München: 89, 101; Ingolf Hatz, München: 91; © imagesource: 87, 120; © PhotoDisc Vol. 46: 80, 84, 93, 98, 107, 124; Pixelquelle (www.pixelquelle.de): 7, 76, 77, 91, 97, 108, 109, 110, 122, 126; Medienprojekte München, Ulrich Grasberger: 94.

in der Verlag Kreuz GmbH
Postfach 80 06 69, 70506 Stuttgart

www.urania-verlag.de

Lektorat: Dr. med. Christiane Lentz
Umschlaggestaltung: Behrend & Buchholz, Hamburg
Umschlagbild: © jump Fotoagentur/Kristiane Vey
Layout: Dr. Alex Klubertanz
Idee und Realisation: Medienprojekte München, medienprojekte@arcor.de
Druck: Westermann Druck Zwickau
Printed in Germany

ISBN 978-3-332-01914-8

urania

Für Körper und Seele – Wohlfühlfaktor: hoch!

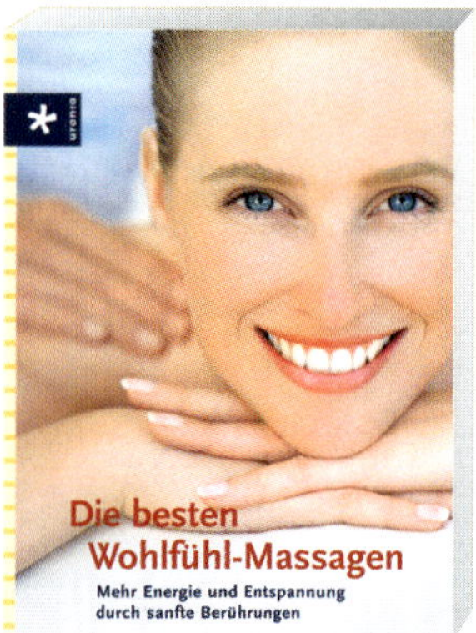

Die besten Wohlfühl-Massagen
Mehr Energie und Entspannung durch sanfte Berührungen
160 Seiten, Paperback
zahlreiche farbige Abbildungen
ISBN 978-3-332-01888-2

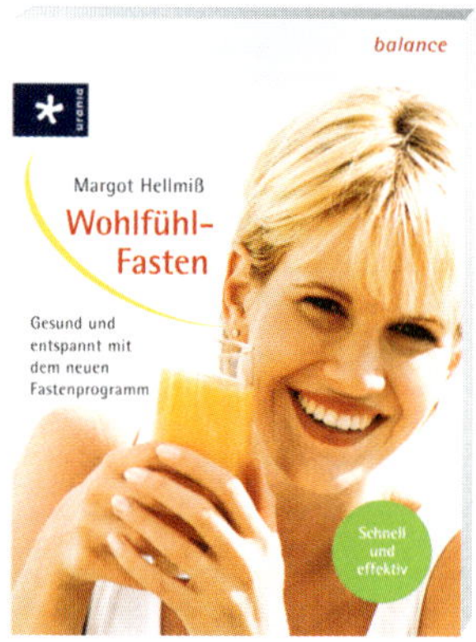

Margot Hellmiß
Wohlfühl-Fasten
Gesund und entspannt mit dem neuen Fastenprogramm
80 Seiten, Paperback
zahlreiche farbige Abbildungen
ISBN 978-3-332-01810-3

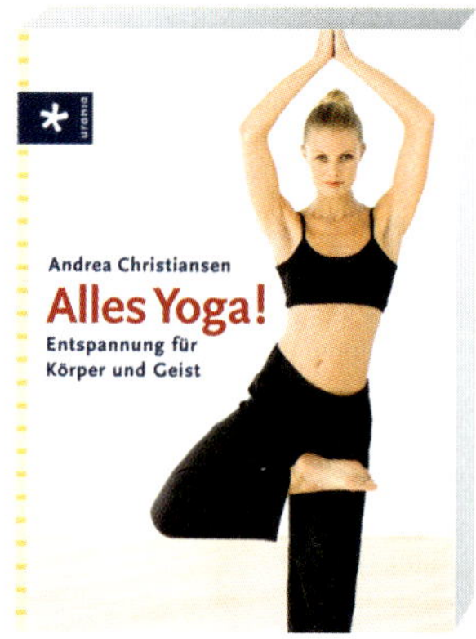

Andrea Christiansen
Alles Yoga!
Entspannung für Körper und Geist
160 Seiten, Paperback
zahlreiche farbige Abbildungen
ISBN 978-3-332-01770-0

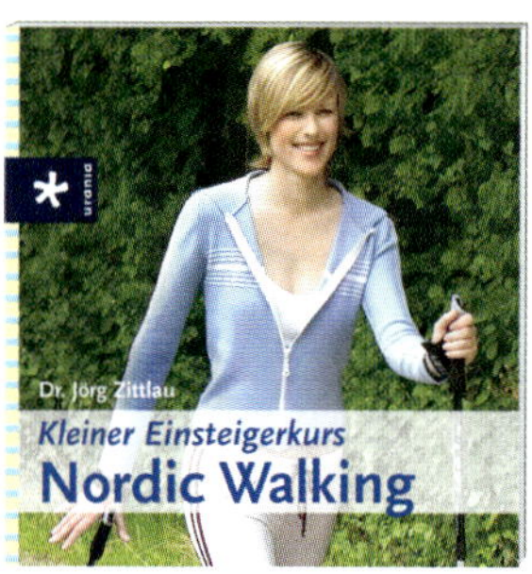

Dr. Jörg Zittlau
Kleiner Einsteigerkurs Nordic Walking
48 Seiten, Paperback
zahlreiche farbige Abbildungen
ISBN 978-3-332-01817-2

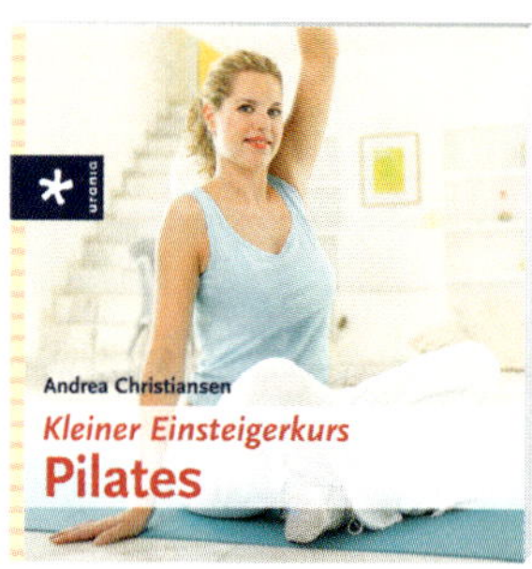

Andrea Christiansen
Kleiner Einsteigerkurs Pilates
48 Seiten, Paperback
zahlreiche farbige Abbildungen
ISBN 978-3-332-01819-6

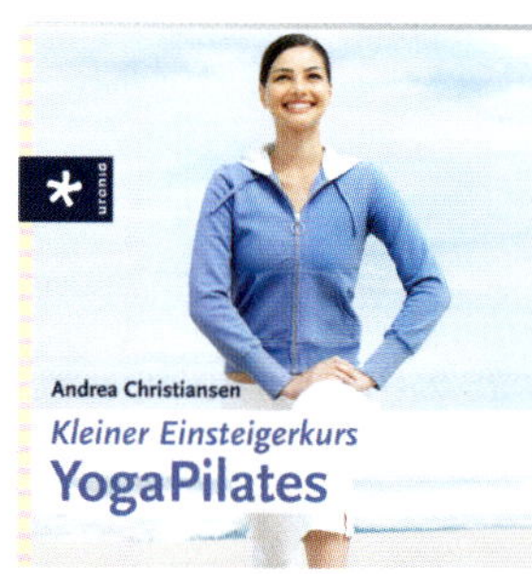

Andrea Christiansen
Kleiner Einsteigerkurs YogaPilates
48 Seiten, Paperback
zahlreiche farbige Abbildungen
ISBN 978-3-332-01820-2